医道传真系列丛书

吴南京 著

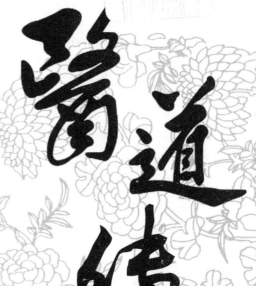

医道传真

壹

临证杂谈

中国科学技术出版社

·北京·

图书在版编目（CIP）数据

医道传真．壹，临证杂谈 / 吴南京著．— 北京：中国科学技术出版社，2019.8
ISBN 978-7-5046-8274-1

Ⅰ．①医… Ⅱ．①吴… Ⅲ．①中医临床—经验—中国—现代 Ⅳ．① R249.7

中国版本图书馆 CIP 数据核字（2019）第 063418 号

策划编辑	焦健姿　刘　阳	
责任编辑	焦健姿	
装帧设计	佳木水轩	
责任校对	龚利霞	
责任印制	李晓霖	

出　　版	中国科学技术出版社
发　　行	中国科学技术出版社有限公司发行部
地　　址	北京市海淀区中关村南大街 16 号
邮　　编	100081
发行电话	010-62173865
传　　真	010-62179148
网　　址	http://www.cspbooks.com.cn

开　　本	710mm×1000mm　1/16
字　　数	128 千字
印　　张	12
版　　次	2019 年 8 月第 1 版
印　　次	2019 年 8 月第 1 次印刷
印　　刷	北京威远印刷有限公司
书　　号	ISBN 978-7-5046-8274-1 / R · 2395
定　　价	35.00 元

内容提要

　　著者从医二十余年，博采众长，独辟蹊径。

　　本书是著者"医道传真"系列丛书的开篇之作，全景式地展现了著者多年的临证心得所悟，对常见病、多发病及一些疑难病的具体辨证思路和独到见解，所述感悟亦是多角度、多方位的。著者谈医论道看似随意，实则思路精巧，一气呵成，尽显画龙点睛之妙。

　　全书内容原创，写作质朴，真实可参，实为研习中医治学的上佳读本。

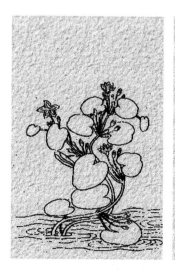
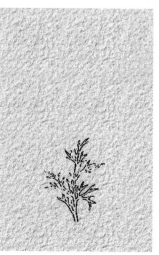
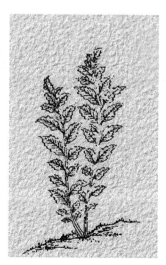

学医之要在于博

（代前言）

孙思邈云："世有愚者，读方三年，便谓天下无病可治；及治病三年，乃知天下无方可用。"对于中医的学习，孙氏强调要"博极医源"。

治病在于因人、因地、因时制宜，所以一名真正的医者，首先要是一位博学之人。天、地、人三才之因无不了然于胸，然后才知医。

所以，学医之要在于博，用医之要在于约。由博而返约，先在博，无博则不能约。有人上中医药大学几年，觉得天下的病都可以治，但离开学校行医数年，却什么病也治不了，主要在于知识面不够渊博。

日常病家寻求神奇之治法，学者寻求神奇之治法，不知天下无神奇之法，只有平常之法。见大医处方用药平平无奇之数味而起大证，一针救命起沉疴，观者以为平淡，病者以为寻常，但这却是医家之学之至博用之至约。

知识在于积累，学习要耗时间，没有用到足够的时间，要成为名医，不太现实。所以，学习没有捷径，只有脚踏实地，不断积累，才是唯一的捷径。

吴南京
己亥年春于义乌

医道传真 壹
临证杂谈

医
道
传
真
·
壹

临
证
杂
谈

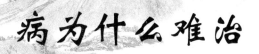

病为什么难治

治病之难，难在元气的恢复，以及多种病邪的混合。

只要生病，元气必定受损，世上没有哪个人生病了元气反而更充足。所以治病一定要注重元气的问题，《伤寒杂病论》开头第一方麻黄汤看似是驱散风寒之剂，但如果把方中的桂枝和炙甘草两药配合使用，就是一个辛甘化阳的小方。人受寒，阳气必损，于是要扶补阳气，身体内阳足了，才能有力驱散风寒。因为江南多湿，炙甘草易生湿不利气机的运转，并且补益作用不如黄芪，所以笔者向来用麻黄汤，都是用黄芪代炙甘草，考虑到血遇寒则凝，加些许厚朴运转中气（如阴雨天见舌苔白腻

天下虚证最难治，因为生病必虚，攻病之时会损元，扶补之时又易助邪。并且患者在治病过程中病情会随着外界环境发生很多变化，医生难以掌握。

中医治病之要在于随病而变，前人之学可师但不能泥。学习在于学其常，治病之用在于取其变。

再加茯苓、苍术、藿香等运中化湿药），再加些许当归通调血脉，用于临床，这样变通后的治疗作用的确强于传统的麻黄汤。有些铁杆中医，认为笔者这样的组方怪里怪气，但听笔者解释之后，又觉得有理，下次用此思路去治疗，效果的确强于原来的麻黄汤。

笔者这种变通的麻黄汤，就是从元气

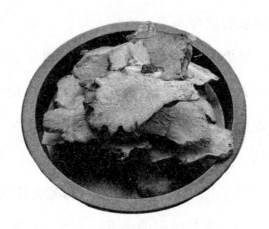

的虚损和多种合邪的角度去考虑。因为攻病必定是伤元气的，而单纯的扶补元气又攻不了病。张从正认为病去正自复，而张元素则认为养正积自除。看似对立的两种观念，其实是统一的。也就是说病重当攻，体虚当补。病重又见元气大亏之时，则大补大攻同时应用；病轻元气亏虚不严重时，小补小攻。独参汤、承气汤等这些纯补或纯攻的治疗，是针对疾病的应急一时而用，不是长久之计。

有的医生给患者治疗，一边用中药一边用西药，谓之中西医结合。要知很多中药和西药是有对抗作用的，发生不良反应是常事。医生一见患者，起手就是输液，输液从中医角度来说是补法，针对身体津液丢失的应急补充，而平时并没有必要乱输液。现在过度输液现象普遍存在，特别是县一级以下的人民医院、卫生院、个人诊所等，都大量输液，哪怕患者阳虚湿阻，脉象弦滑、舌象淡胖，也一样给予输液治疗。这就是补得太过，特别是输液治疗对阳虚湿阻之人来说真的是雪上加霜。

针对治病时的攻补把握，这是医生的水平问题。而患者的配合，也是一个很关键的因素。

现在患者的治病观念存在很多误区。中医的治病八法中，清、温、消、汗、吐、

病为什么难治

治病之要不外"攻""补"二字，病邪有余则攻之，精气不足则虚而补之。不足而攻，有余而补，这是犯"虚虚实实"之戒，《内经》早有明训。

医道传真·壹

临证杂谈

健康问题是一个系统性的大问题，治病是一个细活，时下药店遍街，方便买药，也造成不懂医药之人乱用药，购药前应询问专业人士为宜。

下，都是攻病之法，和法是各法相混的复合之法，只有补法才是补养元气。

从这八法之中，清法是针对身体有内热用寒凉的药物或食物治疗的方法；温法是针对身体里寒证用温热药治疗的方法；消法是针对身体内的病邪进行消导或消除，包括化痰、活血、消食、理气（开窍）、利水、通便等（但有人把通便攻下称为下法，笔者觉得利水法和通便法都是消除体内的有形之邪，划到消法中较好。但为了方便，称呼上还是把通便法称为下法）。

然而目前社会上，对于治疗方面，可以用混乱来形容。如患者自行买抗生素、消炎止痛药、活血化瘀药、清热解毒药、补药等。目前市面上流行的感冒药主要是非甾体消炎药，这种药有良好的止痛发汗退热作用，对于感冒引起的发热头痛等作用明显。但要知道，服药汗出，这是汗法，过用汗法，必损元气，所以很多儿童或流产后没养好身体的女性及一些体虚之人，就会不耐寒热，天气稍微变化就感冒。对于有关节痛、痛经等疾病的患者，很多也是自行到药店买活血化瘀药服用，这些消瘀血之药，都有耗血伤气的副作用，过用也会损伤元气。有的患者觉得身体虚弱要补，自行到药店买人参、鹿茸，要知扶补方面，有气血阴阳的不同，阳虚之人吃阿胶、阴虚之人吃鹿茸，如果乱补，对身体也有巨大危害。但总体来说，患者平时吃攻病药的为多，而服补药的为少。

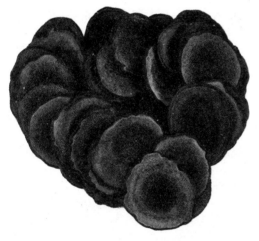

现在有些商家提出"排毒"概念，误导了很多百姓以为排大便就是排毒。大便是人体的糟粕，留存体内是不好，但也是有度的，不是大便排得越多越好。人体只要元气充足、五脏平衡，大便的排泄量自

药品是商品，要注意市场上的广告，排毒不是排大便，也不是发汗。用泄药和发汗药的治疗，是中医攻邪之治法，用于暂而不能用于久，过用则损元伤人。

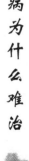

病为什么难治

中医学是环境健康学，不同的社会环境，人的生活方式都会产生变化，对健康的影响也不一样。不良的生活方式，会直接加重病情或诱发疾病的反复。

然维持在合适的度，没有必要去服用泻药。从当前市面上的排毒药来看，主要成分不外是以番泻叶这一类具有促进大便排泄作用的中药为原料。过度的排大便，反伤气阳。还有人说是排汗即是排毒，于是一些养生馆、美容院开办了汗蒸。汗蒸是人体处在比体温更高的环境中，促使汗液外排。这种排汗之法，针对风寒感冒的无汗发热，效果良好，一汗而愈。但是健康的人，通过这种方法发汗，对健康的损害很大。特别是女性爱美，汗蒸后的 0.5 ～ 1 小时，脸色红润，非常可人，但数小时后，面部更暗，脸上斑更多。

智能手机的普及，导致人们熬夜是常态，颈椎病及手腕肌腱劳损的发病率增加；久言伤气，在 KTV 唱歌，空气污浊，大声歌唱，三更半夜还唱个不停，这样的生活习惯怎么能健康。

还有一些患者多方求医，疾病仍无好转，于是去寺庙里做一些活动，如辟谷、打坐等。辟谷是针对平时大肉大鱼营养过剩，又没有什么大毛病的人而进行的一种饥饿治疗，并不适合本来就有疾病，身体较虚弱之人。打坐也是针对身体较强健，只是情绪方面需要宁静的人，通过宁神而平衡五脏。如果患者有腰肌劳损，再去打坐，这是治不了病的。2013年，笔者治疗1例面暗无华，脉象细弱的闭经患者，用补气固肾养精法治疗2个月余。患者觉得效果来得太慢，于是听信别人的话，说月经不来是体内瘀积太多要辟谷，后来造成营养不良，晕倒在寺庙里。闭经有虚有实，瘀血闭阻月经不下，自有脉象弦涩、舌面瘀斑、月经将至时下腹部胀满不舒服等气滞血瘀的症状群，此种治疗在于疏通气血。此案患者，是气血两虚，治疗不外是补养气血，血足经自行。

又如癌症是一种虚损性疾病，世上没有哪个癌症患者的元气是充足的。古人治疗虚损性疾病，以静养治疗为主。而当前很少有人能做到静养。如此作为，五脏实难平衡，元气也无法充足。有的患者因为

辟谷治疗是一种饥饿疗法，是针对体内余邪太过，患者的元气又不虚的前提下进行。没事去辟谷，只会徒伤脾胃，从而造成后天化元不足，如果是有病之人辟谷，一定要注意元气问题。如果是体虚久病之人辟谷，只促患者速死。

病为什么难治

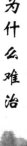

医生是社会人，不是神仙，要承担一个正常社会人的责任，所以在治病过程中认真对待患者就是良医。时下通信工具发达，患者稍有不适就给医生打电话，这大大的增加了医生的工作量。再者中医治病要望、闻、问、切四诊合参，患者电话中询问易误诊，反不利治疗。

久病，造成家庭关系不和谐。种种原因，都会直接影响治疗效果。

《黄帝内经》中提到正气充足病就不会来。很多疾病，治病易，补养元气难，难在患者的生活习惯不规律、急求速效等。慢性虚损性疾病，补养元气谈何容易。有些医生只会机械地用药，如月经不来，就用水蛭、莪术等破血药，不管患者的气血是不是充足，药里加大破血药，月经就来了。看到结石只会用金钱草、看到关节痛只会用独活、头痛用川芎等机械治病。

治病很多时候真的是左右为难，有太多的因素医生根本无法控制。有人说医者对自己的父母治疗效果好是因为用心，这话有一定道理。另外医者对家里的亲人，起居、饮食、衣着、情绪等情况了如指掌，能做到适时调整，而对其他患者，医者不可能有如此全面的了解。

治病之难，因素很多，真心希望医患双方能多沟通、多交流。

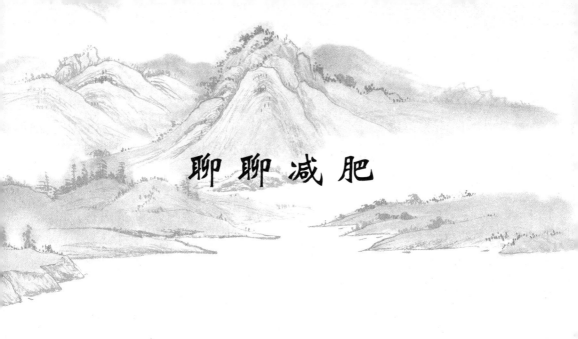

聊聊减肥

肥胖是当前一种常见病。因为肥胖会诱发多种疾病，所以不得轻视。

为了减肥患者几乎无所不用其极，如运动、吃药、针灸、辟谷等，但更多的患者减肥没有成功，却得了一身疾病。

笔者在临床治疗过程中，很多较胖的患者，来治疗并不是为了减肥，但病治好了，身体也瘦了。于是笔者从中总结出了一点关于肥胖的治疗心得。

治疗肥胖，应区别是油脂还是水湿，因为两者在治疗上有所区别。

油脂性肥胖者肉很实，而水湿性肥胖者肉很松。治疗油脂性肥胖重点在于消积，治疗水湿性肥胖重点在于利水。但不论是

肥胖是一种疾病，不是用"亚健康"三个字来理解的，这个概念一定要明白。

聊聊减肥

肥胖多气虚，是因为气虚而气化不利，使病理产物不能正常的代谢（气化）到体外。气化之本，在于有充足的元气，所以只针对肥胖的病理产物进行攻击，元气受损、气化不利是肥胖反复的根本原因。

消积还是利水，这都是治标之法，都是中医治疗八法中的"消法"，所以应用时，一定要考虑到元气的问题。切不能过用消法，因为油脂也好，水湿也好，都是病理产物堆积在体内，是有形之邪。虽说是病邪，但亦一样有承载元气的作用，如果过用消法，有形之邪消了，但元气亦随之而削弱。到头来，元气不支，无力抗邪，就变症百出。现在市面上的减肥药，其中的成分，大多是利水药、消食药、寒凉药、泻药等，属于消药，很多人吃了减肥药，越吃身体越差，就是消了元气。还有的人通过辟谷减肥，这也是消法的一种，因为人体的活动要不断地消耗能量，能量一边在消耗，一边不进行补充，所以人很快瘦下来。还有饿着肚子进行运动，也是消法，如散打运动员，为了打比赛，通过饥饿运动的方法快速减体重，这种方法对身体元气消耗巨大，很多运动员退役后，体重反弹得很厉害。

因此对于消法的应用，一定要审元气

的虚实。《黄帝内经》中提及对于大积大聚的病，消大半而止。油脂或水湿充斥于全身，这自然也是大积大聚了，所以就算用消法，也一样是消大半而止。也就是说，用猛药（或辟谷、饥饿运动）不能太过，得适度。辟谷和饥饿运动，可以适当应用于油脂性肥胖者，但对于水湿性肥胖者（身体浮胖）切不能应用。因为水湿内阻，不外是因为气阳不足，无力气化，如果再饥饿，阳气更虚，水湿更不能气化开，这样的减肥方法对身体有百害而无一利。但就算是油脂性肥胖，饥饿也得有个度，笔者认为3天饿一餐为宜。曾有个患者听说吃大白菜不吃饭，坚持21天，不仅能减肥，还能去百病。患者问笔者可行不可行，笔者嘱她3天之中，一餐吃大白菜，切不能一日三餐都吃大白菜。患者不听，于是吃了3天大白菜，后来晕倒在工作岗位上。对于早上运动一样以劳而不累为宜。适当运动有利于气血的通畅，但运动太过，能量过量消耗，会造成各器官的营养不良、

饥饿疗法治疗肥胖不可取，脾主运化，饥饿治疗脾胃受损则运化更不利。并且饥饿治疗会造成全身性的虚损，虚则人多病，弄不好肥胖没治好，身体先亏虚。

聊聊减肥

脱水等。特别是 40 岁以上的人，更不能过劳。《黄帝内经》中提出"人过四十，阴气自半"。张景岳在《景岳全书》中也提出"壮年要补养，这样有利于下半辈子健康"的思想。

> 治疗肥胖的核心在于脾肾，因为脾主运化、肾为气化之根。人体五脏元气充足，气机通畅不滞，气化自然正常，就能维持正常的形体。

消法是治标之法，想要把有形的病理产物消掉，得重视几个问题。

1. 以健运脾胃为主

脾主肌肉，主运化。不论是油脂也好，水湿也好，都是有形之邪阻滞于肌肉之中，所以一定要从脾入手。脾和胃为一身气机的枢纽，脾胃健运，身体的气机才能畅行不滞。

2. 一定要加用活血化瘀药

因为血水同源，水湿闭阻，血脉必不畅通，单纯消水或消油脂是很难的，一定要应用些活血药，促进血脉畅通，这样整个身体的气血才能动起来，才能达到减肥效果。

3. 重视肾气

肾为一身气化之根，肾气亏虚则无力气化，特别是水湿之邪的肥胖，如果单纯利水，反更伤阳气。如果见尺脉弱，必要温补肾阳。

4. 重视肝气郁滞

很多人都说因某次吵架郁闷，后来就胖了。这就是肝气郁滞，造成脾胃不疏（中医上称为木不疏土）。

笔者针对肥胖草拟一个基础方：

处　方

生黄芪 60 克	苍　术 30 克
厚　朴 30 克	茯　苓 50 克
焦三仙各 10 克	菟丝子 30 克
巴戟天 30 克	泽　泻 30 克
益母草 30 克	川　芎 20 克
桂　枝 20 克	

本处方以运脾固肾为核心，再辅以疏通气血。用于肥胖的治疗，表面上虽不如饥饿治疗等方式来得速效，但这样的方式治疗不损人。

黄芪、苍术、厚朴、茯苓、焦三仙补气运中；黄芪、菟丝子、巴戟天补气固肾温阳；黄芪、巴戟天、桂枝升清阳；茯苓、泽泻降湿浊；益母草、川芎、桂枝温通血脉。这是通利三焦之法，并且把湿邪、瘀

聊聊减肥

肥胖是大积大聚的一种疾病，治疗上衰其大半而止。加上治病是专业的精细工作，治疗上以稳妥为要。

阻、气滞等进行各路分消。如见舌苔白腻，加藿香、佩兰各 15 克；脉细者，加党参 30 克；脉沉无力，加炮附子 15 克，干姜 15 克；尿不利，加木通 15 克；肉实大便不畅加生大黄 10 克，枳壳 20 克，但大黄不能后下，后下就变成泻药了。大黄一药，轻煎是导泻的，久煎则可使药力深入血分而起到逐瘀攻积之效，所以大黄不能后下，但量要足；如见胸闷气短，是气虚为患，再加黄芪 50 克，使气足以运水湿。

药方仅是一个思路，代表笔者对肥胖的一些认识，以及治疗和辨证思路，切不能机械套用。

病案 1

李某，女，27 岁，金华人。患多囊卵巢综合征，输卵管积液。结婚 5 年不孕，2009 年冬到金华文荣医院求治。患者形体丰硕，身高 160 厘米，体重 75 千克。面色萎暗，又有 2 粒大米样大小的痘痘，肌肤甲错，舌淡胖，但舌面上有数个黏红血斑，舌尖偏红，舌苔水样滑，脉沉弱无力。

证：湿瘀互结。

治：以破血攻水为主。

❧ 处 方 ❧

生黄芪 60 克	苍 术 30 克
厚 朴 30 克	茯 苓 60 克
泽 泻 30 克	防 己 20 克
木 通 15 克	三 棱 20 克
莪 术 20 克	桂 枝 30 克
益母草 50 克	炮附子 20 克
干 姜 20 克	菟丝子 50 克
水 蛭 10 克	皂角刺 20 克

《伤寒杂病论》载"血不利则为水"，患者水瘀互结严重，应下猛药以强攻，虽说脉弱无力，单纯补益病情难以扭转。患者治疗 2 周，体重下降近 7.5 千克，肤色转红润。治疗近 1 个月，患者体重下降了 10 千克。大积去半，转为以补益为主治疗。

本案多囊卵巢综合症患者是气阳两虚气化不利为核心，治疗上在于补气温阳为核心，针对水瘀互结之标的治疗初起因病邪较实，所以攻去病邪的药力较足。

聊聊减肥

处 方

生黄芪 60 克	苍 术 30 克
厚 朴 30 克	茯 苓 30 克
党 参 30 克	红 花 15 克
桂 枝 15 克	益母草 30 克
补骨脂 20 克	枸杞子 20 克
菟丝子 50 克	炮附子 20 克
覆盆子 30 克	泽 泻 20 克
干 姜 20 克	皂角刺 20 克

虽说处方中有大剂补益药为用，但一样要考虑患者的元气问题，所以后期治疗应加大补益之剂，减少攻击之用。处方中虽说有些许变化，但治病之要就是针对疾病的变化而进行调整治疗思路。千万不能见处方中多一味药少一味药，觉得差不多，治病的效果就在于这些细微的差别。

此思路又治疗近半年时间，体重从原来的 75 千克，下降到 55 千克。2010 年夏天怀孕。

病案 2

张某，女，53 岁，杭州人。骨折 1 年余不愈合，2014 年来笔者处求治。患者素有糖尿病、高血压病史，并且自生完二胎结扎后身体开始肥胖，后因受伤吃伤药后身体更加肥胖，身高 162 厘米，体重 76.5 千克。面色萎暗，腹部胀满不舒服，大便不畅而干结，夜眠不安，心烦，不时潮热汗出。舌尖红有芒刺，舌根苔厚腻。

证：上热下寒。

治：清上、运中、温下，使阳气下潜。

❦ 处　方 ❦

黄　芩 30克	桑　叶 30克
桑白皮 30克	厚　朴 30克
枳　壳 30克	生大黄 15克
菟丝子 30克	肉苁蓉 30克
杜　仲 30克	川续断 30克
骨碎补 50克	怀牛膝 30克
泽　泻 30克	党　参 20克
桃　仁 15克	土鳖虫 20克

潜阳不一定要用牡蛎、龙骨、磁石等金石重镇之药才谓之潜，只要把上浮之阳气下行就是潜阳。方中用黄芩、桑叶、桑白皮、大黄、泽泻、牛膝诸药使气下行，再加厚朴、枳壳宽中行气，使中焦气机畅

聊聊减肥

肥胖是大积大聚的一种疾病，治疗上衰其大半而止。加上治病是专业的精细工作，治疗上以稳妥为要。

这两例患者都是因虚而胖，虚是基础，胖是由虚造成气化不利，这样的情况临床上很常见，治疗上切不能误信小道消息胡乱减肥。中医治病一定要以整体性的眼光对待，见病治病常常是这边没治好，那边又见病，病越治越多，很大一个原因就是误治造成。

达。用菟丝子、肉苁蓉、杜仲、骨碎补诸药固养肾元，又能壮骨。治疗半个月，患者一切均安，亦停服降压药，体重下降5千克。根据以上思路治疗，间用威灵仙、川芎、当归、枸杞子等。先后治疗近7个月，2014年冬患者前来复诊，见骨折已愈合，精神良好，面色红润，体重下降了15千克。

所以对于肥胖的治疗，不能见胖就用消药，而要兼顾是否存在其他疾病。比如此两患，都有明显的瘀血闭阻，治疗时就要加大活血化瘀药的用药力度，使血行水化。特别是病案2，患者在年龄上刚好处于更年期，且更年期综合征明显，阳气上浮，原有痼疾再加上骨折，病情复杂，不是只用减肥药就能把体重减下来的。

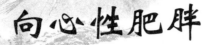

向心性肥胖

向心性肥胖指躯干及头面部肥胖，四肢不肥胖或偏瘦的一种疾病。

肥胖常见于三高人群，但肥胖所表现的形式多种多样，有的全身胖，有的局部胖（如腹部、臀部、大腿、小腿等）；有的肌肉紧实，有的肌肉松弛。不同类型肥胖的病机不同，治疗也不同。

肥胖，在于肌肉过多。中医上讲脾主肌肉、主四肢、主升清、主运化、主营、统血。所以肥胖主要从脾论治，脾和胃互为表里关系，治脾就一定要治胃。

脾主运化，胃主受纳。受纳，通俗来说就是指进食，运化就是指消化吸收。食物入胃后，全靠脾来运化，才能将食物的

肥胖的诊断，见肌肉的松紧，肉松虚为主，肉实邪盛为主。治疗上肉松治以补，肉实攻邪为要（但不能攻太过，以免伤元）。

向心性肥胖

能量为人体所应用，如果脾虚则食物不能被有效的消化吸收，从而形成食积。六腑以通为顺，主通降，所以胃主降，胃的降浊和脾的升清形成人体气机升降的枢纽，升降相对平衡人体才能健康，如脾升不足，则气机下陷形成腹泻、白带过多等疾病；如胃降不足则气机上逆而呕吐。

从脾主运化和胃主受纳上来看，饮食方面是一个主要见症，饮食过多是胃强，饮食不化是脾弱。所以日常见肚子饿而不想吃，饿表明脾能运化，不想吃表明胃不受纳；肚子不饿就想吃东西，这是胃强脾弱，不饿表明脾弱，想吃表明胃强；肚子不饿也不想吃，这表明脾胃都弱。所以在临床治病时，患者说胃口不好，笔者都会详细询问是哪种类型的胃口不好。治胃在于通降气机，治脾在于升清运化，这是有本质区别的。

治疗脾胃，还要考虑到肝和肾的问题。肾为藏匿精气之所，气化之根，脾之运化的原动力；肝为一身气机的萌发点，是肾

> 脾主运化、胃主受纳，肥胖常见脾胃不和。脾弱胃强，脾弱则运化不利，胃强则纳食太过，所以肥胖。

之门户。肾中能量要应用于身体，全在于肝之门户的疏泄功能。比如日常人生闷气，则见肚胀不舒，消化不良，这就是因为生闷气时抑制了肝的疏泄功能，门户关闭，于是气机不能升发，脾不能健运，胃不能受纳和通降，而见胃口不开，肚子胀痞。《黄帝内经》云："肾者，胃之关也，关门不利，故聚水而从其类也。""关门"不是把门关起来，而是关隘的意思；"不利"是不能疏通。关隘不能疏通，于是就拥堵，胃就胀而不舒。所以见胃脘痞胀，时日久了一定要考虑到肾气不足的核心问题。单纯的疏泄肝气，只会更伤肾元。另外说到肾关不利会"聚水而从其类"，这里水不是单纯指水湿，而是指有形之邪。因为血水同源，血不利则为水，水不利亦会直接影响血行，所以治疗慢性肾炎要健运中焦以通气机，同时固养肾元以促进中焦气机的畅通（提供原动力的能量保障，但脾胃为后天之本，健运脾胃又能促使肾气更充足，如果离开了这个核心问题，谈治疗慢

久病及肾，肥胖日久亦会伤肾。如见脉沉弱，治疗肥胖一定要补肾。

向心性肥胖

性肾炎及其他一些虚损性的慢性疾病，都是空谈）。

回归到肥胖的问题，从病之标一步一步地向核心病机推理，可以看出，肥胖是病之标（并且可视），有痰湿、瘀滞等有形之邪，形成有形之邪在于脾胃不和，脾胃不和在于肝失疏泄，肝失疏泄在于肾元不足。这是一个大体的思路，但不绝对，要看病情的新久及患者原来固有的体质。

比如有人失恋后心情郁闷而不思饮食，于是造成脾虚（进一步是肾虚），日见消瘦；有人失恋后则以过度饮食来排解心中的烦闷，于是人就见胖；也有人食积太过化火而消耗能量（中医学上的消渴病，多食而瘦，就是因食积滞化热，耗损津液和气，所以吃得多反而见消瘦）。所以同是失恋，有人变胖有人变瘦。另外还要考虑到患者原来的痼疾和体质问题，素体阳虚和阴虚体质的人，表现出来的也不尽相同，但核心问题在于脾胃不和。

从肥胖的病程来看，有人从小就胖，

有人是因为某种原因造成一时的肥胖。从小就胖者病程长久，而一时肥胖者病程相对要短，但不论病程的长短，在治疗上，一是看肥胖的程度，二是看患者元气的虚实。如肥胖程度严重说明病之标实严重，治疗以攻为主；如元气亏虚明显，治疗在攻标的同时一定要扶益元气。现在大街上很多美容院，都打着瘦身减肥的广告，有人效果很好，有人在减肥过程中弄得一身疾病。这就如中医套方治病一样，千篇一律，都用同样一个处方，对证则效果好，不对证则产生副作用。

肥胖，是大量的有形之邪积滞在身体内，越肥胖说明积聚越严重，病邪越实。邪重，治疗得以攻邪为上，这是关键。因肥胖是有形之邪积聚在体内，所以治疗上得以温化为主，不能过用清利。但攻邪不是利水，因为肥胖不是水肿。水肿是以水为主，治疗上以利水为上，而肥胖则是以油脂、痰湿为主，所以不能利水，过用利尿药，反更伤阳气，阳气不足气化不利，

肥胖之病有速有缓，速胖多见实，缓胖多见虚。速胖急速治疗可攻其邪，缓胖则在补养的基础上慢治。

有因遗传因素肥胖者，身体健康，最好不要去减肥。只要自然健康，胖也是一种美。

023

向心性肥胖

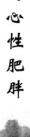

针灸是通过调气而达到治疗作用，针灸减肥效速而伤元亦速，一定要配合中药综合治疗。

更不能减肥。

对于肥胖的攻法，中医上主要有针灸和汤药。而对于向心性肥胖，针灸治疗主要在于局部（特别是腹部以脐为中心）的任脉、胃经和脾经。任脉统一身之阴，有形之邪主阴，所以选任脉攻邪。脐上的水分、中脘；脐下的关元、气海，这是任脉治疗向心性肥胖的主要选穴。脐为身体区分上下的中心点，所以平脐的胃经和脾经上的穴位也很重要，比如胃经的天枢、脾经的大横，都是疏通气机升降的有效穴。

而汤药治疗，在于温化疏通，肥胖严重者则要通腑以去胃之积热。向心性肥胖者，常见多食，这是明显的胃强，所以攻邪得通腑去积，但有形之邪又为阴寒之邪，得温化。笔者治疗向心性肥胖多以白术、附子、大黄等为主。

分辨肥胖虚实最直观的方法在于区别肌肉的松紧，肉松为虚，肉紧为实。虚要补，实要攻，所以治疗上得有区别。肉松的肥胖得重用黄芪补气，气足而运化痰湿水湿；肉紧邪实则用莱菔子、大黄等来攻。如患者腹胖而松软，多为神疲无力气虚证，再猛攻治疗，就虚上加虚。有些美容院在减肥过程中把患者弄得当场晕倒，就是攻邪太过的原因。如患者为肌肉坚实的大积大聚之证，再用补益之法，则使病情实上加实。

血水同源，减肥一定要活血化瘀，可针对病情来选温热寒凉的活血药，如患者为舌淡脉迟的寒证，可用桂枝、红花温通；如为脉数、舌上有红瘀点这是滞久化热，可选益母草、丹参等偏凉性的活血药。

从肥胖的部位上来区别，脐以下的肥胖主要是脾虚清阳不升造成，有的女性上半身不胖，而小腹和臀部胖，治疗重点以补气升清为主（可针风市、承扶等穴，促进阳气的升发）。

局部肥胖，要看局部所针对的气机运行问题，如上腹部肥胖，多以久思、久坐引起，治疗上在于疏肝运脾；下半身肥胖，多以气虚无力升清，治疗上在于补益升提，这要区别对待。

向心性肥胖

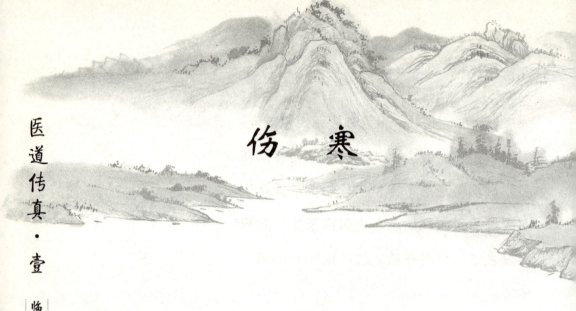

伤 寒

伤寒，通俗来说就是受寒、着凉。中医上讲的风寒感冒，风是指外来之意，不是吹风的意思。

伤寒指人生活的环境温度过低而着凉引起的疾病。受寒轻称为"风寒感冒"，受寒重则称为"伤寒"。所以风寒感冒和伤寒，只是程度上的不同，治疗上都一样得用辛温药来散寒外出。

受寒后身体内在的阳气必伤，治疗上多在扶补阳气的基础上散寒，如麻黄汤用桂枝、炙甘草两药辛甘化阳以扶内阳，再用麻黄、杏仁宣肃肺气，驱寒外出。针对《伤寒论》中病情有暴喑的症状，如阳气伤太过，则用麻黄附子细辛汤（细辛、附子急扶内阳，麻黄驱散外寒）。"暴"是指时间短、程度重，这是因为阳气太弱，受寒又很严重，造成肺气不能宣发（咽喉为肺之门户，肺不能宣则音哑），所以得用细辛、附子急扶阳气。但如果未见"暴喑"，而见"脉沉微"，则不用细辛，而用炙甘草，形成麻黄附子甘草汤，用附子、炙甘草扶内阳，麻黄驱散外邪。

从麻黄汤、麻黄附子细辛汤、麻黄附子甘草汤3个处方中可以看出，宣散外邪都用麻黄，而针对阳气不是很弱的情况（见脉浮紧）则用麻黄汤中的桂枝、甘草合用；见寒邪急闭于肺，则用细辛、附子扶内阳；见脉沉微、内阳不足，则用附子、炙甘草扶内阳。麻黄汤好理解，因为桂枝浮散，虽与炙甘草合用，还是在于驱散。但附子和细辛的合用，以及附子和炙甘草的合用，就明显不同了。因为细辛是至辛之味，在于通散，而炙甘草是甘润（生甘草不润，但通过蜜制过后就变成了润性）之性，用甘润之药敛着附子、麻黄的燥散之性，以免伤元太过。这3个处方比较来看，麻黄汤是针对正气足而外寒重，麻黄附子细辛汤是针对寒邪急闭肺气，麻黄附子甘草汤

中医学上说"肺主表"，又说"太阳主表"。这不矛盾，肺主表是肺之功能，太阳主表是阳气物质之功能。《伤寒论》中的"麻黄汤"，甘草、桂枝甘辛化阳是针对太阳之表；麻黄、杏仁宣利肺气是针对肺之表。

伤寒

肺为气之主，肾为气之根。同样的受寒，针对个体不同，病情也不同，治疗上也要有相应的区别。

是针对内元不足。

从以上 3 个处方来看，人受寒是会伤身体内在阳气的，但根据体内阳气强弱程度的不同，所用处方组合也不同。用到附子，说明阳气已较弱，但还没有弱到无力抗寒的程度。如果身体内的阳气已经弱到无力抗寒的程度，则不考虑外寒的问题，而是急用四逆汤扶内阳。

人身体内的阳气足是抗寒的必要前提，于是同样的气温，有人会受寒感冒，而有人则安然无恙（比如久病之人、老年人、产后元气亏虚之人就不耐寒，而年轻力壮者则能耐寒）。《黄帝内经》云："正气存内，邪不可干"指的就是此理。但人之感受外寒也不单纯就是以内在正气为基础，因为不论是谁，对气温的耐受程度都是有限度的，只能说阳气足的人耐受的极限度要高，而体质弱的人则低，同样的气温，都受寒感冒，但体质强健之人感冒的程度就轻，体质虚弱之人感冒的程度就重。

所以内在体质的强弱不同，和外在感

受寒邪的程度不同，都会造成临床上千变万化的症状表现。

天气转凉之时，有人受寒感冒一直弄不明白是如何引起，笔者告诉患者，冷空气从鼻孔直接吸到肺内，这样的受寒，比衣服穿得少受寒要更严重。很多人总觉得自己衣服穿得很多了，还是会感冒，这就是冷空气直接入肺引发的结果。

还有些人喜食冷饮，后来见腹泻不止。这是寒从口入，寒邪直接伤中焦阳气（中医上称为直中）。受寒后见腹泻的情况，是受寒较严重的表现，是因为患者已经无力抗寒，而不见发热，所以才见直接泻下。如果受寒很严重，严重到消化系统都不能工作，也不会见泻下，而是见人的精神困顿（《伤寒论》中的四逆汤证中说到"脉细弱，但欲寐"。脉细弱是指人体的精气大亏，但欲寐是指人的精神困顿到昏昏欲睡的程度，所以切不能认为感冒患者都一定要见发热，不发热的感冒才是可怕的感冒）。

人是一个阴守于内，阳固于外的整体，

人的生存环境中，外环境会直接影响内环境，所以治疗伤寒切不能泥于成方，套方套药治疗。《伤寒论》中有很多条文论述先治内还是先治外，比如伤寒见腹胀要先治内，这是外邪引起体内气机失和，治疗上要内外同治，重视内在的变化。有时治内，内气通则外邪得解，有时治外，外邪祛除而内气亦通。应根据临床变化制定治疗方法。

伤寒

治疗伤寒，还要重视季节气温的变化。比如夏天毛孔开泄，常见开空调吹冷风后受寒，但因为夏天阳气外浮，内阳相对不足，所以治疗上要温中运中和攻外邪一起配合，并且宣散药不能太过，以免过表而伤元。

夏天阳气出，冬天阳气入。天气越热，阳气越向外展放，而天气越寒则阳气越向里入。阳气出则身体内就少阳，此时再吃冷饮等冰物就会直接伤人体的中阳。如果患者素来肾阳亏虚，则会大伤肾阳。所以伤脾阳用理中汤，伤肾阳用四逆汤，这是严重程度的不同。

但不论怎么说，治疗伤寒的一个原则是，扶内阳，散外寒，散外寒是在扶内的基础上进行的。因为散外寒，一定要发汗，发汗的过程中会把身体内的阳气一并随汗而出，所以发汗的治疗，是会伤阳气的。

只要人活着，生命活动过程中就会产生热量，人体内的热量要向外排，体温才能维持一个正常的度，排热最主要的两个部位，一是呼吸过程中呼气外出，二是皮肤毛孔的外排。人受寒后，毛孔就闭塞，阳气不能通达于体表皮肤，于是有受寒后见怕冷（恶寒）、发热的表现。因为体内的阳气不能通过毛孔外排，从而造成体表的阳气虚，血得热则行，体表无阳可用，行血不畅，于是见身体疼痛。所以人受寒后见发热、怕冷、体痛等症状，不外是因为热量内积不能外散。正确的治疗是扶阳散寒，但如果没有得到及时的治疗，就会形成"内热外寒"（身体内积热严重见高热，而体表阳气不能外达见恶寒严重），于是《伤寒论》中用大青龙汤来治疗。因为内热积郁太过，所以要清热，用生石膏来清，内热不能外散，则用麻黄、生姜来发散，因为内热太过，会耗阴分，所以不仅用甘草，还加用大枣来养营阴。

伤寒化热，治疗上要清内散外，用药上寒热并用。但因为时下环境空气质量不太好，空气中的有毒物质可以称为疫毒，所以伤寒往往不仅是单纯的伤寒，比如冬天受寒、雾霾刺激咽喉而见咽喉发炎，笔者取刘守真的"双解"思路，用清热解毒药和辛温发散为治。

伤寒

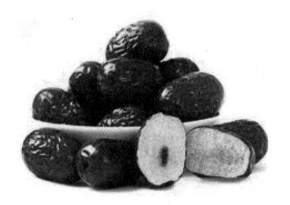

上面说到人的阳气亏虚又受寒，严重时会使人的精神困顿。如果人的阳气亏虚，受寒不严重，就会见自汗出。如果此人原就阳气亏虚，再加受寒（尽管不算严重）

阳气更损，但由于受寒不是很严重，身体的毛孔没有闭塞，外固的阳气弱就固不住汗，于是造成自汗不止。此时得收敛气机，使人体不至于再见汗出，于是应用《伤寒论》中的桂枝汤治疗。方中的桂枝是温散之药，可以温身体的经脉，又可散外寒，因为已见自汗所以不能再用麻黄来发散。因为汗出不止，营阴已伤，所以用白芍收敛气机，再用炙甘草和大枣养营阴。可见桂枝汤是一个补益的处方。

桂枝汤针对的症状是脉浮缓，恶风。缓是指脉摸着没什么力气的表现，脉无力自然是虚证。恶风指的是风吹来，人觉得冷冷的，皮肤鸡皮疙瘩就起来。因为风吹到身体时，体表的温度会下降，阳气已虚之人，体表的温度一下降，毛孔就收缩，于是见皮肤鸡皮疙瘩起来。治疗阳气虚又受寒不严重者，桂枝汤是一个思路。笔者反复强调处方仅是一个思路，治病切不能套方治疗，是指疾病的变化很多，身体元气的强弱不同，每个人的体质也不同。

治病之要，一是审元气之强弱，二是审病邪的强弱。对于伤寒的治疗，元气盛而邪实治疗上以攻为主；对于元气弱而邪弱以扶养为上；对于元气弱而邪盛则急速扶补，保命为上。

记得 2011 年，笔者在横店集团医院会诊一产后妇女，其症状表现符合桂枝汤的治疗范围，但服桂枝汤没有效果。笔者见患者舌苔白腻，是内湿敛邪，于是把桂枝汤中的炙甘草和大枣减去，加生黄芪、紫苏叶两药。因患者是产后妇女，分娩后妇女体质必定虚弱，所以加黄芪以补气；因见患者舌苔白腻是有内湿，于是加紫苏叶化湿疏散。患者用药一剂而安。2013 年秋天，笔者在横店四共委义诊，此妇女带其母亲前来求治。母亲因为帮其带孩子，在空调房里受寒感冒后用上方自行治疗，服用 3 ~ 4 日不见效。此时浙江炎热，处方中虽用了些白芍，但方中有紫苏叶和桂枝，实在太燥，于是在原处方上加枸杞子、麦冬（这是仿九味羌活汤中的用生地之意），其母亲药后微汗出，一剂而愈。

2015 年深秋，金华某妪，丧偶，素患哮喘病，心功能不全。江边散步后受寒感冒，见胸闷、气喘、心悸。到医院治疗数日，虽见好转，但喘息不定，笔者用补气活血、和胃化痰药治疗（生黄芪、厚朴、石菖蒲、苏子、当归、桂枝、炒白芍、姜半夏、茯苓等药为治），效果很好。老人自

伤寒治疗，要考虑外邪引起身体内在的变化，比如外邪引发痼疾反复，治疗上一定要考虑外邪和痼疾的问题，把疾病仔细分析，内外并治。时下为什么治疗癌症的广告很多，而没有人会做治疗感冒的广告，在于感冒不是小毛病，只是患者自己觉得感冒是小毛病而已。

033

伤寒

老人不同季节受寒，治疗方法不同。但老人都有一个共同的特点，就是五脏和元气亏虚，所以治疗老人外感，一定要以扶补为上。特别是外感愈后，得扶补一些时日，笔者时常劝导患者感冒治愈后要调补身体，但总是没几个人会去重视。

感病愈，又去江边散步，马上又复发。笔者于原方基础上加紫苏叶、藿香为治，病情又见好转，不到1个月，老人因洗澡后着凉又复发了。因为觉得上2次的药方都很好，于是上面的2个药方都吃过一剂，但效果不理想，笔者认为此时已入冬，并且近日大幅降温，阳气大损，于是用第1个处方加麻黄、附子，又一剂而安。

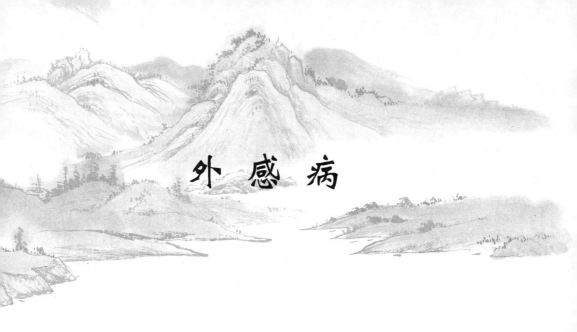

外 感 病

外感病指的是自然界的温度、湿度、疫毒等超越了人的正常承受能力而致病，因病来源于自然界，所以称为外感病。《难经》中说伤寒有五种，即中风、伤寒、湿温、热病、温病。比如气温过低受寒，则称为伤寒；暑天气温过高，感受暑气，则称为中暑。

到了三国时代，《伤寒杂病论》问世，其中伤寒部分把人体受寒带来一系列的疾病反应及治疗方法进行了详细而系统的整理，人们才对外感病有了系统的认识。书中还有《伤寒例》，对温病等内容进行了粗略的描述，并提出了一些很有意义的内容。但因为印刷技术及历史等问题，造成此书

外感指的是自然界的外环境太过或不及，对人体造成疾病，所以称为外感。外感病除了疫毒以外，主要是蕴育生命的自然要素之变化。如气温的升降，下雨天晴等变化，对人体造成的疾病，都是外感病。

外感病

《伤寒杂病论》中的伤寒，主要是指受寒程度严重，而后世的"风寒感冒"一样是受寒，但受寒程度比伤寒轻。

不能广泛流传，并且《伤寒例》与《伤寒论》中的很多内容有写作风格的差异，造成后人觉得《伤寒例》不是张仲景所写，竟然把《伤寒例》这一宝贵的资料遗弃，以至于外感病的发展，除了伤寒以外，温热病方面的内容一直徘徊难以前进，其间虽有刘守真、吴又可等进行了较大的推进，但整个温热病方面的发展，一直到清代才有所突破。

从中医发展史来看，在《伤寒杂病论》之前，虽说有侧重于医理和针灸学方面的《黄帝内经》《难经》，中药学方面的《神农本草经》存在，但没有将医理和中药处方治疗进行有机结合的书籍。《伤寒杂病论》虽说是一本辨证论治的半成品，尽管书中以论述症状和处方用药为主，但开创性地把这些内容进行有机的结合，后世可以通过处方用药，依据《黄帝内经》《难经》等资料进行推理，可以得出疾病的核心症结所在（核心病机）。书中的处方用药配合严谨合理，于是《伤寒杂病论》就成了经典，而里面的处方也就成了经方。

从《伤寒论》中六经辨证的内容来看，主要是集中论述伤寒，特别是太阳病篇中，把人受寒后的各种变化及相对应的治疗都进行了详细的论述。特别是从人体的虚实两方面进行了论述，如柯韵伯云："不知仲景治表，只在麻桂二法，麻黄治表实，桂枝治表虚，方治在虚实上分，不在风寒上分也。盖风寒二证，俱有虚实，俱有浅深，俱有营卫，大法又在虚实上分浅深，并不在风寒上分营卫也。"《伤寒论》中讲到诊断上要"平脉辨证"，脉诊是一大特色，麻黄汤证的脉是浮紧，而桂枝汤证的脉是浮缓。脉紧是手按在脉上弹指有力，而缓则是无力的表现。而从出汗方面来看，麻黄汤证无汗，而桂枝汤证有汗。自汗出，脉浮而无力，自然是体质虚弱之人，所以治疗上一攻一补。

由此看出，人是一个整体，治病之要，一在于审身体元气的强弱，二在于审病情的轻重。治伤寒如此，治其他外感病亦

对于《伤寒论》后世有很多人过于迷信和盲从，机械地套用书中处方治疗疾病，在宋代之前就因为套用伤寒方，不辨温病还是伤寒来治疗外感病，从而治死了很多人。

外感病

对于外感病的治疗，伤寒是针对受寒的病因，治疗上在于辛温发散。而针对温热的治疗则要辛凉发散，有人为了解说《伤寒论》的完美性，于是将"大清龙汤"的应用谓为温热，这是错误的。大清龙汤应用于受寒发热的外寒内热证。

同理。

但在外感病方面，因为感受病邪不一样，对身体的伤害也不一样，治疗方法也不一样。受寒之人，伤的是阳气，所以治疗时以扶阳为主。而温热病，因为病情是热性，所以人体伤的是阴津，治疗时以养阴为上。虽说很多人说治疗伤寒下不能早，而治疗温病要早下，话是说得太偏激了些，但从此可以看出下法应用于伤寒和温热病时，在泄热治疗方面有本质的不同。因为人受寒后，伤的是阳气，除非内热郁结得很严重才用下法泄热，以免更伤阳气。而温热病则是伤阴津，因为热邪化热又快，如不果断下手泄热，阴津就更加消耗，所以下法要早。但这并不是说一见有热就用下法，因为病从外来，还得从外解散，温热病方面，到热入营分，叶天士还提出用"透营转气"的方法来治疗，也不是动不动就用攻下药来泄热。针对下法的应用，是见腑气闭结之时而用，没见到腑气闭结就乱用攻下法来泄热，会耗损人的元气。

所以对于温热病的初起治疗，不能汗（热邪伤阴津，再加发汗，阴津更伤），不能下（下则伤气，气伤则无力驱邪外出）。金元四大家之一的刘守真创表里双解法（清热解毒药和发散药的组合应用），从中可以看出一个道理，即人受外邪后，会直接影响体内的气机，特别是原有痼疾的人受外邪后，要考虑其原来内在疾病存在的问题，所以刘守真的表里双解，笔者认为不仅仅是解内热，还解体内的病邪，这样去理解会更符合临床应用。内热郁结不能外散，此内结的郁热是病邪，那么体内存在的瘀血、痰湿、食滞等有形之邪也是病邪。比如某患者素患痰鸣哮喘，受寒后，人体的气化不利，血行亦滞，于是发上会引发哮喘，这时的治疗，就不是单纯的治疗外寒，还要消体内的痰湿；某妇女行经期间受寒使月经闭结不出，治疗时应通经和散寒相结合；素来脾胃虚寒之人，多见食滞不化，受外寒后，治疗上就得化积和散寒相伍为用。受寒如此，感受其他病邪也一样，会

对于外感病的治疗，历代医家都在研究，但有成就者不多。金元四大家中的刘守真以双解为主，而李东垣以补气健脾加风温药散邪，有热再加苦寒，朱丹溪从之；直到清代才从辛凉为主以分寒热之治，对于这些发展史一定要去弄明白。

039

外感病

病邪会伤人正气，外感病一样，寒则伤阳，热则伤阴。所以对于外感病的治疗，病愈后最后再巩固治疗数天。

使体内原来的病邪发生变化或复发，治疗上都一定要考虑身体内在的问题和外来之邪的问题。这才是真正意义上的表里双解。

外感病是很难治的，难在感受外邪后，不同的身体情况和生活习惯等问题，都会导致外邪难以驱散或复发。如现在患者感冒了，不论是风寒、风热还是疫毒，大多是自行去药店买些感冒药，服药后会见汗出，头痛、发热等症状随着汗出而缓解。但汗出之时，外邪是散了，可同时元气亦伤了。经过数次反复的发汗，患者元气大伤，造成抵抗力下降，下次气温稍有变化就不能承受，而反复感冒。

治疗外感病，一定要诊舌诊脉，看体内的水湿严重不严重，元气强弱如何等问题，不能一见感冒就用清热解毒药来直折阳气。有位名医提出治疗温热病要"截断扭转"，指的是一见病情开始热化就用大剂清热解毒药来治疗，以此来截断病情的发展，扭转病情的恶化。在外感病中，很多时候早期症状上温热病和伤寒很难区别，所以不能一见发热就用大剂清热解毒药来治疗。温热病初起过用寒凉，气机郁闭，邪反不能外散，这并不利于治疗。如果患者是受寒呢，受寒阳气就受损，再用寒凉药来治疗，使已经受损的阳气更进一步受损，自然一个小小的感冒会越治越重了。此时切不能急于下手治疗，而要再仔细观察一下，因为伤寒化热慢，温热病化热快，应观察一下再作定夺。所以治疗外感病，不论是伤寒还是温热，一定要外散，这是治疗规律，切不能听某位名人的惊人之语，机械地套用。

曾有民间基层中医说《温病条辨》里的银翘散治疗感冒无用，对方所描述的症状的确是温热病，但当被问到煎药如何煎时，对方回答先大火煎，水开后，再小火煎半个小时。中药的煎法不同，药效也不同。短时间煎药药气上浮，久煎则药力下沉。同样的银翘散，轻煎能透表，久煎就成为一剂清热解毒药了，完全失去了透表作用，便不能散邪外出。所以对于这些问

中药治病，煎药很关键，一般来说轻煎入气，久煎入血，所以发散外邪的药以轻煎或开水泡服，久煎则药力入里影响治疗效果。

外感病

病邪不是身体原来就固有的，是人体内多余的，所以外感病的治疗，一定要及时。比如治疗慢性病时逢外感，治疗上一定要急时治疗外感，要不外感会使原来的痼疾马上加重。

题，都有必要去仔细地留心研究。如《伤寒论》的附子泻心汤中也有把大黄、黄芩、黄连开水泡着，附子久煎，再把两种中药的药汁混合在一起服用；小柴胡汤则把煎好的药汁再浓缩等。

总的来说，外感病的治疗在于急驱散外邪，使邪外散。但临床治疗时，一定要考虑到患者的元气强弱、痼疾及治疗时的分消病邪理念。

人是一个内外一体的整体，常见外邪未解，腑气不通，此时大便一通，马上汗出而外邪消散；而有时则用发散药散邪，汗一出而大便随之而通。这都是临床治疗过程中常见的情况。

健康之要在于微调

天道自然，人能在地球上生存，有五气为用、五谷为养。五味平衡，神志不乱，自然能使身体的五脏功能系统平衡，气血充足，通流不滞。如果去做一些不遵循健康规律的事，这就是折腾，是在折磨自己的身体，挥霍身体的能量。

有的人为了健康去辟谷、练功、偏食某种食物、按摩、艾灸、汗蒸、拔罐等，很多民众盲目养生，好好的身体养出了一身毛病。好好的身体非要吃泻药来排毒，身体好了，大小便的量自然维持一个合适的度。按摩、艾灸也是因人而异，古人针灸取穴都说"宁错其穴，勿错其经"，用按摩、艾灸等方式治疗养生，首先必须在辨

人之健康在于慎养元气，顺应自然阴阳变化之理，饮食要平衡不偏。因为万物都有偏胜，药食治病在于以药食之偏性纠正人体内气机的偏胜，所以健康之人饮食上不要太偏。以免病从口入。

健康和治病之要义在于顺应自然。万物都有一定的自然之理，比如中医的养生和治疗，对外要顺应环境，对内也一样要顺应于五脏功能系统的气机运转，偏则为病，纠正偏差就是治病，即使五脏功能的内环境顺应于外环境。

证论治的前提下进行，身体情况不一样，所选的经络和穴位也不一样。前些年，有人教人敲击胆经，很多女性因为过度地刺激胆经，使阳气过度升发，扰动肾精以致闭经。

世上本无事，庸人自扰之。《周易》告诉我们天下本有不易之理，《道德经》告诉我们顺应这不易之理的规律去做事，《黄帝内经》更是把这些顺应自然大道的不易之理详细地告诉我们别去折腾。这些才是指导健康的大道，而不是通过乱食绿豆、大白菜、生泥鳅等方式来保证健康。

天下没有神奇之法，道就在生活之中。有患者问什么是中医，笔者说"中医就是天冷了加件衣服，天热了减件衣服的事。"健康之要在于微调，切不能去做一些超越身体承受极限的事。神志主宰五脏，神志内伤，直伤五脏。老子说要清静无为，宋代的礼学更是明确地提到"灭人欲"。作为一个正常的社会人，自然无法做到真正的无为，也不能做到灭人欲，但少些功利心，少些攀比心，让自己的心神宁静些，还是有必要的。在网络这个虚拟的世界里都为了一句话要争个赢，这样的心胸，不生病才怪。《周易》第一卦就告诉我们要自强不息，一个自强的人，必定是一个有能力的人，一个有能力的人自然不会被社会上的一些世俗所左右，从而内心安定、五志平衡，少生疾病。

补气固肾、通利三焦，这是笔者的治疗特点，因为补气固肾、通利三焦是保证生命健康的基础。临床上党参、黄芪、厚朴、枳壳、陈皮、苍术、茯苓、菟丝子、枸杞子、当归、益母草等这些看似很寻常的中药是笔者治病的核心根本。如见脉有涩数加益母草、黄芩等一两味清透瘀热；见中焦不运，加焦三仙、少量大黄（1～3克）等疏运中焦以降气机；脉细舌尖红者，是阴虚上焦有热，加些许黄芩、知母、麦冬之属以清养；见明显的血脉不利，如关节痛、冠心病等，根据疾病的部位，选一两味活血通经药，如桂枝、鸡血藤等；妇科

人体三焦是气机交换的场所，所以人体无所不三焦。理解中医，不能把三焦机械地理解成为三个部位。

健康之要在于微调

炎症、尿路感染等下焦湿热之病，加用些败酱草、益母草等解毒散结，再加些许荆芥等风药促进阳气的升发以解下焦之郁滞。不论怎么治，总是要使患者气机升降平衡，三焦要通利不滞。用药简单，固养元气以守王道。

笔者治疗乳房病向来以健运中焦为核心。曾有一例乳房病的病案，辨证治疗思路来自于朱丹溪的越鞠丸。从经络学上看，足阳明胃经穿乳而过，从中焦脾胃入手治疗乳房病，只要稍懂点经络学的人一看就能看出其中的道理。难怪古人会说出不懂经络学，治病起手就错。常用的疏肝解郁药方有越鞠丸和逍遥丸，越鞠丸用苍术、神曲偏于疏运，而逍遥丸用白术、茯苓、炙甘草、生姜偏于健中，但都是培土涵木和疏木运土相结合，治疗都是落实到脾胃上，与《伤寒杂病论》中所讲的见肝之病先实脾的理论是一脉相承的。肝郁引起乳房病，因此治疗应从脾胃入手。

再有笔者治疗风寒外感，常以黄芪、

乳房病其实就是脾胃病。从经络上来看，足阳明胃经通乳而过，调理脾胃，一来可以促进后天化源使肝有血可养而柔，二来脾胃和顺则一身气机升降不滞，因为脾胃为人体气机升降的枢纽。

紫苏叶、生姜、厚朴、苍术、当归等药组方，这也是参考《伤寒杂病论》的麻黄汤。因江南多湿，气多虚，用黄芪代甘草、用紫苏叶代麻黄、用生姜、当归代桂枝，再针对多湿加厚朴、苍术以运中化湿，使寒邪和湿邪进行分消。中医讲因人、因时、因地制宜，取其意而不泥其药。古人有云"医者，意也"，意可以理解为思路，也就是说学习前人的思路和方法，再结合实际情况进行灵活变通。

中医学发展数千年，对疾病的核心病机已研究得较完善，历经千年总结的治疗规律是中医治病的核心，我们应好好继承。不能为了迎合患者急切的求愈心理，而去找神奇的法门。

中医是研究生命的医学，生命有一定规律，不去顺应这个规律，强行乱治乱养，自然弄得一身是病。很多女性患者都会问月经期间能不能吃中药，其实很多妇科疾病，最佳的治疗时机就是月经期。因为女性排月经时是一个除旧的过程，很多体内

学习之要，首先在于继承，而不是空想。在继承的基础上有所发挥就是一个好中医，如果脱离传统而空想臆断来理解中医，谈发展是空话。

健康之要在于微调

对有形之邪的治疗，在祛邪于外，这样的效果比内消好。肺之邪在于排痰，胃肠之邪在于排便，肝胆之邪在于利胆通腑，血中之邪可从汗、尿、月经、大便等外排。

的有形病理产物，可以通过排月经时因势利导地外排。笔者对于瘀滞严重的妇科疾病，平时以调养气血、平衡五脏为主，月经期间则猛攻，使病邪速去。

笔者治疗癌症时不忘驱邪外出，疏导病邪的出路，务使体内癌症产生的病理物质能及时外排，而不是起手就用白花蛇舌草、藤梨根、天龙等对症药。这是基于对生命规律的顺应治疗，用药单纯清爽，对人体也没副作用。如果逆于生命的规律，急于求成，反使气机逆乱，变症百出。

生命有生命的规律，疾病有疾病的规律。疾病的规律就是核心病机，所以学中医，一定要在尊重生命的前提下，针对疾病的核心病机做文章。如失眠，核心病机是因为阳不能潜入于阴，阳气外浮才不睡。治疗时应辨别是何原因引起的阳不入阴，而不是机械地应用重镇平肝，也不是谓之大剂半夏为用。特别是长期失眠的人，元气亏虚，补养元气之难，不是一时能见效的。如胃痛是因为胃体局部的气血不利（虽有很多是虚痛，见胃痛隐隐，手按着舒服些，吃些温阳药效果较好，但就是断不了根，这就是没有考虑到气血通畅的问题。嗳气反酸是胃不通降，所以笔者治疗胃病，会用厚朴、枳壳、焦三仙、当归等药疏通胃气，有寒加姜、附之属，有热加黄芩、蒲公英等。这就是为了顺应胃主通降的自然规律。笔者治过不少虚寒患者，见治疗方向对路，但效果不是很理想，于是加用了些活血理气药，效果就完全不同），不论是不荣还是不通的疼痛，总有气血不畅通的情况存在。气血亏虚称为不荣，但气血亏虚之人，必定有气滞血瘀的情况存在。比如老年人的老年斑，就是因为上了年纪，气血不足，引起微循环障碍造成。这更是生命的规律，也是疾病的规律。所以，不论是治病也好，养生也好，一定要遵循生命的规律。

治病和养生一样，以顺应生命和疾病的规律为基础前提，缓缓而来，病自除，身体自然健康。如果病情危重，应果断治

治疗疼痛，不荣和不通是并存的。不荣必定会造成不通，不通则气血不能供应疼痛之处必定不荣。所以一定要从两方面去理解疼痛，治疗时也不能单纯通利。

049

健康之要在于微调

癌症之难治，难在元气亏虚。因为癌症是局部大实，全身大虚的疾病，邪大实则要猛攻，猛攻则元气不支，这是治癌最难之处。泥于实验室的抗癌中药治疗，这是安慰剂。

疗才能保命，这也是尊重生命的实际操作。如果见病危还不果断治疗，还在养生练功调气，也是在瞎折腾。如果癌症晚期还能通过气功、太极拳之类的方法治好，天下就不需要医生这种职业了。

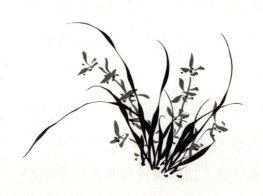

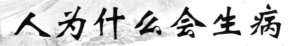

人为什么会生病

是人都会生病，世上没有不生病的人，生病的原因有哪些，这是一个很值得思考的问题。

对于病因问题，早在《黄帝内经》就有很多论述，但《黄帝内经》主要论述的是自然界的气候变迁、天气变化等因素，饮食不节方面主要讲了五味所伤、地理区域环境因素，运动方面讲了五劳因素、神志变化因素、房室性生活等。但《黄帝内经》里主要对天时和地域方面讲述得较详细，而对饮食和神志方面讲得较简略。《伤寒杂病论》论述了伤五脏为内，伤经络为中，及外伤虫咬、饮食等因素。到了宋朝《三因极一病证方论》的问世，将病因主要

人患病，除了少数因为先天形成，主要还是后天形成。不论是治病还是养生，总是以促进五脏功能系统的平衡和气血的充足和畅。

分为内因的神志、外因的六淫、饮食劳倦等不内不外之因。

后世很多医生，在病因方面进行了深入的研究，特别是对人文宗教方面的研究，散记于他们的专著之中，直到现在的中医药大学教材《中医基础理论》，其中专论病因的章节对疾病的病因进行了系统的整理和总结，这是中医学上的进步。

笔者从中医临床治病的角度来看病因，认为引起疾病的因素多是外因。

人的生存得有一个生存环境，人身体内的变化在于外界的刺激才能影响身体内在的变化，才会生病。陈氏的三因学说看起来很合理，但神志之病，也是由于外在的刺激才会影响人的神志变化。如一个人喜悦或恐惧是因为外在的环境变化。不良的生活习惯，是引起疾病的根本原因。

健康之要，首要在于神志宁静，神志宁静才能处世随缘，得到是喜也是小喜，失去是悲也是小悲。这样人的五脏才能处于一个相对平和的状态。另外神志宁静之

懒为万病之源。懒人多无能，无能之人则在社会上交换的筹码少，于是贪欲从生。人的一切社会活动总是源于渴望，由渴望的内心支配才会做出相应的社会活动，如果渴望变成了欲望，这就是贪婪，索取之心一起，从而多郁而生百病。所以健康之要在于自强，自强者虽累，但心神宁静，从而五脏平和。

人，其生活习惯不会有很大的变化，生活规律，对维持生命物质的消耗也就少，所以元气相对会充足。

所以，要少生病，一定要处于符合健康的生活环境中。

健康的生活环境，有天地的自然环境，有人文的社会环境，这些都是针对个体差异，同一环境对张三有利，对李四不利，这些问题一定要区别对待，切不能盲从。

人为什么会生病

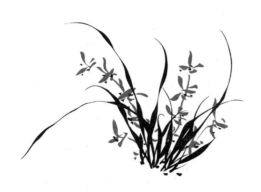

治病不易，养生更难

从中医的角度上来理解，世上没有无病之人。因为五脏完全平衡的人是几乎不存在的。养生为了维持五脏平衡，治病也一样是为了促进五脏平衡，可见养生和治病原理一至，不懂治病的人谈养生，大多是瞎胡闹。

不会治病的人是不懂养生的，因为世上没有无病之人。现在很多人都在感叹，一个小小的感冒都要治疗很久才能痊愈，感觉病越来越难治。基于中医的治未病理念，觉得无病先防是最合理的事，于是很多人把目光转向养生方面，导致市场上到处都是打着中医旗号的养生馆。可是百姓去中医养生馆里养生，还是一样的起不到防病的效果，反而很多人越养身体越差。因此很多人开始怀疑中医，中医是不是能治病，中医所提倡的养生对不对。

不懂医药的人，给别人宣传的内容是"是药三分毒"，没事别吃药，由是造成很多人生病也不吃药，硬撑着，撑到实在撑不下去了，再去诊治，此时已成大病。具体问题具体对待，这才是最适合的。说到具体问题具体对待，这就是中医"辨证论治"的精神。辨是辨每个个体的特殊性；治是针对此个体的特殊性进行合适的治疗。

　　说到治疗，方法就多样化了，不仅仅是中药。因为影响健康的因素很多，将所有能影响健康的因素进行调整，这就是治疗。比如调整衣着、起居、运动、饮食、情绪等诸多因素，切不能把治疗仅仅局限于药物上。如果从纯中医的角度上理解中药，笔者认为从中药柜里抓出来的就是中药。因为中医的药，讲究的是"药食同源"，早在2000年前的《伤寒杂病论》里所记录的中药就有生姜、大枣、百合、山药、蜂蜜、葱、薏米等百姓家常见的日常食物。现代中医药大学的教科书《中药学》里面的中药品种，也有近1/3是日常的食物。"是药三分毒"的毒，不外是以偏纠偏的偏性作用。比如人受寒了，要用温热性的药物来治疗，如用生姜、葱、桂皮等来制约

055

治病不易，养生更难

中药，传统上称为"毒药"，毒有两方面，一是指药物的毒性，比如半夏、附子、马钱子等。另外的毒主要是药物的偏性，中药治病的原理是以药之偏性纠正人体内的气机运转之偏，所以药之作用就是药之毒。所以世上没有好和坏的药，只有对症和不对症的药。

对抗寒性。所以生病不吃药的理念是错误的，因为日常生活的食物之偏性，就是药用的作用。从临床治疗的角度上来看，如将生姜和黄芪比较，生姜温热之偏性要远大于黄芪，但百姓平时饮食上吃生姜觉得理所当然，而生病吃黄芪就觉得是在吃药。这是观念问题，不是药物本身的问题。记得2010年冬天，笔者在横店集团医院诊治1例湿邪闭阻很严重的强直性脊柱炎患者，药方里开了200克生薏苡仁，家属疑问为何药量下得这么重，于是笔者把药方里的生薏苡仁去掉，嘱患者买生薏苡仁煮水，口渴了当水喝，患者开心地离去。这不就是将平时买的生薏苡仁当食物，而从中药柜里抓来的就觉得是药物。

治病不易，不懂中医的人，打着中医的旗号开养生馆，他们不能给客户提供准确的指导意见。但就算是一个精通中医的大家给患者开最合理的处方，用最好的药，有时也不见得会取得理想的治疗效果。

天气凉了要加衣，患者为了美丽而忍

冻；痰湿闭阻之人天天吃枸杞子、蜂蜜、粽子等滋腻之物痰湿怎能化得开；阴虚火旺之人，看到烧烤、煎炸的上火食品就乱吃，又如何养阴；阳虚湿重之人，天天以水果为食，阳气怎能恢复。如此多的生活习惯及患者的不配合等因素使得疾病不易治愈。去年有位乳腺癌患者，将其身体调治得较舒服后，今年初春雨天和几位驴友去玩数十公里的穿越，近来又去马尔代夫玩，近日又说不舒服，作为医者能说什么好。

笔者行医过程中，时常感叹病真是难治，难在患者的生活习惯不是医者所能左右的。特别是一些慢性虚损性疾病的患者，花了很大的力气将患者治得差不多了，患者一次意外使疾病复发。患者在治疗过程中的一切不适，全是医生的错，医生还不能去解释，否则就理解为医生在推卸责任。所以慢性病的治疗，在治疗过程中会有反复是很正常的，不过一定要把反复的原因找出来，作为一名医者，一定要认真对待

治病不易，养生更难

一个真正医生的角色是一个保姆，因为患者在治病过程中常会出现各种变化，如医生能及时掌握和正确治疗这些变化，这样病愈快，如果医患沟通不足，医生不能及时掌握患者的病情变化，往往效果会不理想。所以医患之间的有效沟通很重要。

中医治病是治养结合的一种方式，其实西医治疗也一样是治养结合，只是结合的方式不太相同。但要得到正确的保养信息，医生的工作量会变得非常大，这是最麻烦的事情。因为医生也是社会人，要养家，要承担责任，所以会造成与患者的沟通脱节。

这种疾病反复的情况。若是治疗方法不合理，得马上进行纠正，若是患者的原因也一定要对患者明言，使患者把一些不利于疾病治疗的习惯改一改。这就需要医患之间的互动和沟通，但是这样一来，医生的工作量就大大地增加。患者只关心自己一个人的健康问题，而医生却要面对一个庞大的患者群体，所以精力上实在顾及不全。

近来空气污染严重，咳嗽发热的患者很多，此种咳嗽的治疗在于排痰解毒，因为雾霾是一种疫毒，得清透外排。但是治疗过程中，患者服用一两剂药后见病情好转又外出，再次吸入雾霾，使得咳嗽又反复。天气转冷，毛孔郁闭，内热不能外透，元气足的则见热气上冲的上火之症（比如失眠、脸上长痘等），如果元气不足的人，清阳不能上升，则见尿路感染等火邪下流之证。同一个药方，会因为天气的变化而使疾病发生其他变症或反复。

中医治病，是一个治养结合的过程，治在于医生，而养在于患者。所以养生之难，难在患者得不到一个合适的养生方法。患者只好求助于打着中医旗号的养生馆。但开养生馆的人，不一定会治病。世上五脏真正平衡的无病之人微乎其微，也就是说十之八九的人都有疾病，五脏都有不平衡。如果不精通疾病的传变规律，不懂得天地人三才合一的大平衡原理，只谈某种食物有何作用。如此养生，效果甚微。

医生在为患者治病过程中付出很多心血，希望患者能把健康交给自己，信任自己，造就和谐的医患关系。

社会上流行的养生信息真伪难辨，要养生最好找专业人士。尊重专业人士，把专业的事交给专业的人做，健康的大问题不要盲目试验。不过很多人高估了自己的智商，从一些小道消息上得到了一些养生的零碎信息就去试，医院里患者越来越多，有一部分就是胡乱养生引起的疾病。

治病不易，养生更难

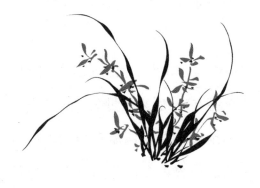

妇科圣药四物汤

肾主生殖，月经由肾精余气在癸所化，所以调理月经总是从肾论治。脾胃为后天之本，气血化生之源，一切食物通过脾胃运化而吸收，喝药也一样要通过脾胃的运化而能达到治疗效果，所以调经一定要脾肾同调，而不是泥于某方某药。

四物汤是时下中医治疗妇科月经病的一个基础方，基本上中医治疗妇科病起手就是四物汤，再根据不同的病情加味应用，但在治疗过程中带来了很多的副作用，这是中医界不得不面临的问题。

四物汤是由《金匮要略》的胶艾汤深化而来，胶艾汤的用药有熟地黄、当归、芍药、川芎、艾叶、甘草、阿胶等，也就是说，四物汤加上甘草、阿胶、艾叶就是胶艾汤。

四物汤最早记载于唐代蔺道人著的《仙授理伤续断秘方》，后来大量名医对此方进行论述，谓地黄、芍药两静；当归、川芎两动。方解的内容很多，总的一点不外是为了说明女人是以血为用，所以四物汤全是血药，养而通之。到了清代，《医宗金鉴》更是把四物汤推向了治疗妇科病的核心地位，并且对四物汤加味治疗众多妇科病进行了详细的论述，有名的桃红四物汤就出于此。因为《医宗金鉴》是朝廷委派御医主编，此书一度成为学习中医的教科书，影响力非常大，由是造成了现在很多中医治疗妇科病起手就用四物汤。

要知道，任何事物都有其特定的历史背景。每一个历史时期，疾病的性质是不一样的。现在人们的社会压力较大，难免纠结郁闷，加上喜饮冰啤酒、冷饮、水果等生冷之物，所以脾虚是常态。四

治病要尊重人文社会的大背景，调理月经亦一样，不能泥于成方套治。

妇科圣药四物汤

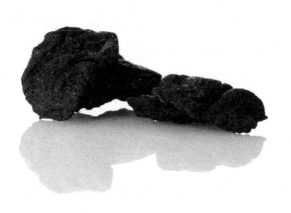

对月经的影响，不同的生活方式，会直接产生不同的影响。医者和患者，一定要尊重时代的变化。前人所说的"古今元气不同"，如果从文化环境的时代性来理解，是说得通的。

物汤中的芍药和地黄是阴寒不易运化之物，当归虽说是通血之药，但也是多脂而润，这样的药吃了，对于一个脾胃虚弱的人来说是极不易运化的。药吃到胃中，都是要通过消化吸收才能达到治疗效果，脾胃亏虚之人吃阴腻之物，要达到理想的治疗效果，自然很难。所以说，面对古人所说的妇科圣药，不能盲从。

金华有一中医妇科名家，其父是位民间中医，生活在中华人民共和国成立后活跃于改革开放前。其父治疗不孕症的名偏方是当归炖公鸡，很多患者吃了都会怀孕。因为当时患者大多营养不良，有公鸡吃，加上当归疏通血脉，于是营养跟上来了，气血通畅了，所以怀孕。2007年笔者到金华行医后，接手了一些此中医妇科名医治不好的不孕症患者，这些患者都吃过当归炖公鸡，但没有效果。因为现在的女性很少从事重体力劳动，加上脾虚失运，病情和其父亲在世时完全不一样，所以同样的偏方吃了没有效果。四物汤只是一个偏方而已，不能通治一切妇科病。

笔者通过分析大量妇科病案，总结出患妇科炎症、子宫肌瘤、子宫腺肌病等妇科疾病最主要的原因是脾虚清阳失升，细问下都有过食生冷食物或有长期的情绪压抑史。如果有此类问题同时并见月经不调的情况，再用四物汤治疗，无异于雪上加霜，只会加重病情。

目前很多中医治疗妇科病主要以听患者的主诉为指导思想来治疗。如只取患者说的妇科炎症问题，同时并见的其他病证则忽略不计，起手就是大剂的清热解毒药；如果患者以月经先期为主诉，则用四物汤加凉血药来治疗；如果患者以月经后期为主诉，则用四物汤加温阳药来治疗；如果患者主诉是痛经，则以四物汤加桃仁、红花为基础来治疗。这几乎成为中医界通用的套路治疗方案，无效果也不去细想为什么会这样，更不去考虑女性月经周期阴阳变动的规律。而患者通过自己在网络上学习的中医药知识，看处方后觉得与网络上

网络是一个望花筒，网络上的信息只能作为参考，而不能作为指导标准。原来是媒体界的主持人、记者通过书本上的内容来宣传中医，后来是全民都在谈论中医，这些人大多是不懂中医知识的。所以尽信网络，不如无网络。

妇科圣药四物汤

患者渴望健康而到处留心药事，但中医学是一个独立自成体系的大健康。医者泥于成方治疗，病者见此亦泥于医者之言，从而使灵活变化的中医变成呆板的方药论治。

的处方相同，也觉得此医生用药正确，治疗效果不好是自己运气不佳。

要知人的气血是相互的，气为血之帅，气能统血、能生血、能摄血、能运血。早在金元时期的李东垣就在四物汤中加人参、黄芪成为圣愈汤，以治疗气血不足的疾病。局方里也用四物汤加四君子汤成为八珍汤，治疗气血不足兼见脾虚的情况。但时下中医套用四物汤治疗妇科月经病的思想牢不可破，其根源在于懒。看到一点就觉得是这么回事，古人都这样用，为什么现在不能这样用，从而形成了一个理所当然的惯性思维。

女人的月经，根于肾气，但肾只是一个仓库而已，真正的肾气是全赖肺吸纳自然清气和脾运化水谷之气混合而充入肾中，这才是形成肾气，才会有正常的月经。如果一个人连起码的食物都消化吸收不了，何来月经。古人说女人之血，上是乳汁，下是月经。乳汁不足，但不见乳房胀痛、乳汁不通的情况，治疗上以大补气血、健运脾胃为核心，而不用穿山甲、路路通、通草等通乳药治疗。治疗月经病亦然。

现在很多女人选择冬天吃进补膏方，没想到不但没有达到补益气血的作用，反见脸上长痘，于是说阿胶是热性。不知道阿胶滋腻，影响了脾胃的运化而生痰湿，加上平时喜食水果等生冷之物，脾胃素来不好，一吃膏方于是就痰湿内生，痰湿化热上扰才见脸上长痘。

进补之要，要顺应四时阴阳的变化，不是说冬天主藏精之季节就谓为冬天是进补的最好时机。

人要健康，上焦的浮热要下潜于肾，肾中之能量要上行达于周身。上焦之浮热下潜，道路一定要疏通，脾胃为气机升降的枢纽，脾胃不健运，只用阴药压阳，反更伤脾胃。

可见治疗现在的妇科病，四物汤不再是圣药，而要与时俱进，少用滋腻药，确保脾胃的健运，在此基础上进行治疗，这才是治病的王道。

妇科圣药四物汤

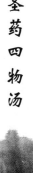

民间用药刍议

民间中医治病，最大的问题就是缺少中医系统理论的支持，偏于某方、某药或某种机械的治疗方式去应付，所以有时有效，有时副作用巨大，一定要注意。

民间用药，并不是指民间医生的用药，而是指存在于民间的一些特殊用药或普通药针对某种疾病的特殊治疗作用。这些内容在《肘后方》《千金方》《本草纲目》等书籍中都有大量记载，清代的《串雅全书》更是这方面的专著。

笔者在山村生活了二十余年，花了很大的心思去了解民间用药。比如苎麻叶外用治疗疮；锅底灰外用止血；牛油外涂治牙痛；覆盆子根内服治疗腹泻等。仔细留意其用药特点，就是下药很猛，常常是单一味药超大剂量应用，煎一大锅药汤，大碗地喝。这样的用药，对现在研究中药治病提供了一个很好的实践依据。很多疾病，

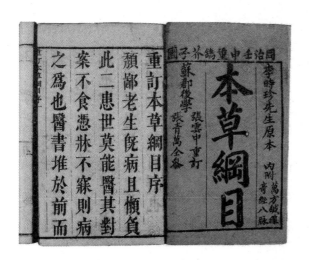

如果按药典的用量去治疗，是根本治不了病的，但根据民间用药的特点，往往是一剂定乾坤。

中医的特色是辨证论治，而不是套药治病。学习民间用药，得把这种方法纳入辨证论治体系，要不真的是难以想象民间用药的特点。

2007年，笔者到金华正式行医后，也是深入民间，看到农民家门口种某种中药，都会特意去问下种起来作什么用。下次到了别的村里，发现同样的药，又会去问。比如仙鹤草，金华人称其为脱力王，人吃了会有力气，山村里的村民到了夏天，去野外劳动时，都会大锅地煎仙鹤草，把药

一个合格的中医师要重视民间中药，因为现在的官方医院的中医师，全是源于民间。在1949年前除了皇宫里的太医以外，全是散落于民间自由行医的人，1949年后国家为了民生健康大计才把这些人请到医院里统一管理，才形成现在的中医。所以如果仅是把目光盯在教科书上，眼界会被局限，不利治疗。

民间用药刍议

汁用水壶装着带到野外去当解渴的开水。后来有患者见神疲气短，则重用仙鹤草治疗，效果不理想。于是考虑用黄芪，将黄芪和仙鹤草相伍，效果就很明显。由此可以看出，仙鹤草的补益作用并不是很明显。但对于虚汗的患者，单用黄芪的止汗效果，就没有加仙鹤草好，可见仙鹤草的作用在于固，而不在于补益。

"是药三分毒。"任何一味药有其治病的作用，也有其副作用，这副作用就是毒。现在有些人打着这个旗号，导致一批人不敢吃中药，觉得全是毒药。但中药上还有"药食同源"之说，从《伤寒杂病论》中的用药上来看，生姜、大枣、百合、饴糖、蜂蜜、葱白、薏苡仁、山药等，都是百姓的日常食物。所以很多食物与药物，是很难区别其界线的。一般来说，好消化，并且能把渣都吃掉的多为食物，因为连渣都吃掉，证明可以充饥。另外，比如麦冬、党参等药，虽说药性很纯和，但不能连渣吃掉，自然不可能当食物。还有就是偏性

谓中药无任何副作用而胡乱用药治疗，谓中药"是药三分毒"生病不服药硬扛，这都是对健康态度的两个极端。都是不理智的。

大的药物，因为中药治病是以药之偏纠正人体的偏，越偏纠正的作用就越强。所以"是药三分毒"从广义来说，药效作用就是毒性作用。虽说生姜是日常调味常用的食物，但其温热之性还是较大的，湿热火毒郁结之人（比如各种炎症发作期），吃了还会加重病情。

从民间这种大剂量的用药上，还可以看到人体对中药的耐受性，什么样的剂量是人体的最大耐受限度。虽说每个人的体质不一样，疾病轻重程度不一样，但是民间用药的这些实践，可以从中找到其规律性。这对于一个临床治病医生来说是宝贵的知识。

学习如何用好某药，应在已知民间如何用某药的基础上，翻阅历代本草学专著，对比古人是怎么用这味药的，民间又是怎么用这味药的，再回顾现在的名医是怎么用的。这样进行几方面的综合比较，就能对这味药进行全方位的理解，用于临床才能得心应手。而不是听到某村民说某

对于中药的耐受性，患者的病情不同，耐受性也不同，这没有一个定论。中药治病，是以药胜病，病重则药重，病轻则药轻。病重药轻则失去最佳治疗时机，病轻药重则反生药邪，治出其他疾病。

民间用药刍议

药的效果如何，就超大剂量试用。

现在指导中医治病的用药量来源于药典，药典里的治疗用药量和民间的用药量，以及古代本草学的用药量大不相同，相对来说用药量都很轻。常听说某人看了很多中医专家，效果不理想，但是服用某种民间草药病就好了，这不外是用药量的问题。所以根据现在民间用药量与古人对中药的应用剂量的对比，就能明白用药治病所需要的用药量，以及人体的耐受剂量（中毒量）。这个研究对临床治病医生来说很有价值，意义很大，特别是面对危重患者时，常能一剂救命。对这方面，笔者曾花了不少的心血去研究和整理，在金华行医时也常会诊一些危重患者，多能一剂保命。

研究民间用药，主要是研究用药量的问题。但临床治病医生，除了把患者的病治好，一定要有自我保护意识。因为药典规定用药量是法律依据，如果真的有什么问题出现，就会以此为法律依据的基准。有人认为这不是为难医生嘛，要把患者的病治好，又要控制风险问题，用药量不够治不了病，用药量够医生又要冒着很大的风险。针对这个问题是很好解决的，比如治疗热毒，民间用紫花地丁150克有很好的效果，但临床治疗时处方用150克紫花地丁在药典中是说不通的，医生就可以多选几味治疗作用与紫花地丁差不多的同类药，一起合用。如金银花、蒲公英、大青叶、两面针等，各用20～30克，形成一个总量达到150克的清热解毒药。如治疗风湿病，祛风壮骨方面也一样可以用桑寄生、狗脊、川断、杜仲等组合治疗。不外是处方上看起来药味较多罢了，这也是一个变通之法。

但是治疗某种疾病，其较理想的治疗剂量问题，一定要去研究，民间用药就是一个巨大的宝库。这些用药心得和实际经验，已经经过数百年以至于上千年的经久考验，可以作为一个重要参考。特别是某些在某个区域里广为人知，广大民众都在应用的民间药，更是要去特别的留意。如

为了达到理想的治疗效果，又怕用药过重，可以将几味功能差不多的中药合用，这样可以提高效果。在医院上班的中医师也不会超出《药典》的用药量，笔者以前在医院上班时，会应用此方法。

071

对于民间用药，要以中医的辨证论治为指导思想，而不是泥于民间用药者。笔者以前学习《本草纲目》，对书中的"百病药主治"曾进行分析，因为《本草纲目》里记录了大量的民间用药经验，通过辨证论治的方式归纳，就知道同一疾病，不同病机用药不同，这样才能真正理解民间用药。

民间用药刍议

庆元产后妇女吃败酱草，这种民间用药已流传有数百年。

历代名医的医案要多看，特别是有详细用量的医案，对于指导临床用药很有帮助。《临证指南医案》这类书，技术达不到一定水平，是看不懂的，因为书中大多没有记录药量。孙思邈的书，也不是一般中医可以看得懂，特别是那些大方杂方，会让人一头雾水。

学习现在老中医的心得，不是全部去学，而是通过多方打听，他治疗哪种疾病有心得，并且得到其治愈某种疾病后的处方，这样的处方才有学习意义。记得2006年，笔者在杭州跟周亨德老师学习时，就在边上仔细地听患者讲述病情的好转情况，周老师把完脉后，笔者会另外再记一份，而不是以周老师所记录的为基准。已经被周老师治好的案例，笔者会做个记号，晚上回去后翻出来再把有实用价值的信息做汇总。再结合刘炳凡老师的脾胃学说，以及自己的个人见解，还有《脾胃论》等内容，

> 学习之要在于兼听，同一问题，多看几家的答案，相互验证，这样自然能明白。如果泥于一家之言，对很多中医的问题是理解不了的。

从而形成了属于自己的学术体系。

　　学习上，一定要务实，因为治病是一件很严肃的事，弄不好害了患者也害了自己。笔者是习武之人，患者也治过不少，对于治病时的剂量应用有一定的心得，面对非常疾病常常用"一刀切"的下药方式去治疗。初入临床治病之人，还是小心谨慎为好，但一定要去了解这方面的问题。如果能把用药的有效剂量掌握，技术必定会突破一大步。

　　实事求是的治疗，是对医生和对患者都有保证的治疗。很多民间中医在治病过程中会装高明，把一个处方写得糊里糊涂让患者认不清，其实这并不是好事。对于这点，官方中医师要比民间中医师做得好得多，最起码处方写得很清楚。

民间用药刍议

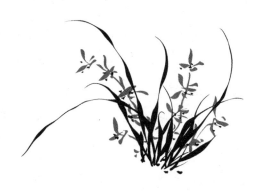

神奇的脉诊

2010年秋末，一嘉兴女性友人问笔者能否诊断出自己有何疾病，笔者观察其年龄50多岁，时不时皱眉头，脸上气色不佳，还有些潮红，听其声音高亢，说话频率快，十分干练。坐下时，腰不是很利索，两个肩膀僵僵的。诊其脉，见脉象寸部和尺部都偏强，关部无力，右脉比左脉要偏强，特别是右尺部脉明显弦涩有力。笔者回答："你有痔疮，是内痔，还会便血。晚上睡觉不安，心烦失眠，动不动就发脾气，不消化，大便有时1日几次，有时几日1次，有时溏，有时结。如果是睡得好的晚上，夜里两手会僵，还会睡到半夜头痛，四肢发麻。太阳快下山的时候会发热，汗出。你的腰椎和颈椎都不好，特别是颈椎的病情较严重。"

友人惊讶说："吴医生，我身上所有的毛病你都把脉把出来了。"笔者回复："中医诊病，讲的是望、闻、问、切，四诊合参。看你的神态、气色，讲话的声音，这是望诊和闻诊，再加上把你的脉，这是切诊。也就是说，四诊中，已占三诊，所以准确性较高。如果你仅是让我把脉，准确性会大大下降。"对方折服。

笔者曾看过一本书，叫《笔花医镜》是关于药学方面的书籍，作者江笔花在此书中也讲到了脉学，说"指下无了了"。这只能说江笔花治病只会通过问患者的症状，进行针对性的治疗。通过他说"指下无了了"，可见其不通脉诊。

脉诊在中医诊治方面的意义是巨大的，特别是在诊断一些疑难病和危重病方面意义更是巨大。2016 年 12 月，有位患者到义乌，诊脉后笔者对患者家属说："患者过不了冬。"果真患者在年前腊月去世了。这是笔者 2016 年接手治疗的患者中第 8 个去世的患者，不是医者不努力，医者也尽力了，

治疗之难，难在医患双方的信任建立。患者总是渴望找技术纯熟的医生为自己治病，可是医生的技术是从学习和实践中得来的，没有患者来实践，医生的技术又怎能提升呢？

脉中的血流，是反映人体气血的客观表现，其实一点也不神奇。比如脉中的血流有黏滞感，这是血液浓度过高，通过中医理论的"脾主运化"，就可以知道患者脾虚失运。所以脉诊不是单纯的脉诊，医生诊脉过程其实是医生用中医理论进行逻辑推理的过程。

神奇的脉诊

诊脉之要，要知四时常脉，才能知道病脉。因为季节变化人的脉象会随着变化，比如夏天的常脉是浮大数的洪脉，如果患者见沉弱无力的脉，这就不是夏季的正常之脉，此时就要以中医理论去推理此病脉之因。

实在是患者的元气溃散，已经无力回天。笔者治疗众多的危重症患者中，预后不好的患者，都是脉症不一。

脉症不一指的是脉象与证候不符合、与症状也不符合。比如气阳两虚之人，正常的脉象应该是沉弱无力，但患者的脉象反而出现了浮且有劲，这就说明患者的阳气外浮（散），如果患者是冬天诊的脉，大多死在开春天气回暖之后的清明节前后（也要看天气的情况，江南的清明时节，常常是阴雨不断，这样的情况，患者能活得更长些。如果气温回升很快，患者死得会更早一些。2011 年，有位胃癌晚期患者，春天里表现很好，诊脉见脉象浮数无力，笔者嘱患者家属准备后事。当场的人都笑笔者是庸医，后来果真言中）。因为残阳外越，再加上大自然的阳气升浮，自然因元气溃散而死。反过来，如果患者是气阳两虚，水湿闭阻，则多死于秋冬的阴寒季节。

四诊是相通的，脉诊一定要和其他的诊断方法相结合。笔者杭州有位朋友，其母素来有心脏病（对方母亲笔者没见过），笔者听说对方母亲以往吃野山参效果不错。2016年12月中旬，其母亲感冒住院，见咳嗽气喘不得卧。于是笔者煎了些药送到杭州给其母亲吃，效果很理想。其实笔者也是推理，因为对方说其母亲吃野山参的效果好，野山参的药力比红参还要强，是温烈之性，这说明了老人家是气阳两虚。冬至左右，是一年之中阴气最重之时，感冒气喘必定是气化不利，水气不消，上凌于心肺所致。因此笔者选用补气运中、温肾化湿之药。

所以中医不是经验医学，而是一个有独立理论体系的医学。现在有些人总认为中医是经验医学，只能说明此人还不了解中医。

脉诊和其他三诊相通，也就是说，如果望、闻、问、切所表达的病情一致，说明是脉症合一，病情虽严重也易治。如果患者所表现的症状和脉诊不相符合，这就是中医学上所说的"脉症不一"，除了

中医治病要包容西医的技术成果，诊断方面亦一样，比如透视技术，这可以理解为中医望诊的延伸；血常规也能更好的理解脉中气血的实际情况，但得以中医的思维来理解，这点不能丢，一丢就全完了。

神奇的脉诊

说明病情严重以外，预后多不理想。比如热邪闭结的患者，因为热邪太过，阻滞气机外出，反见脉象沉迟（热则脉浮数，这是常态，如今则见脉象反沉迟的阳虚之脉，只能说明病情的严重）。《伤寒杂病论》中的承气汤所表现出来的情况大多如此，特别是少阴病中的急下三症，更是常见。先贤所说的"有一分热，便有一分厥"，如孩子发高热时，小孩的四肢是冷的，小孩越烧，小孩的四肢就越冷。如果此时摸小孩子的脉，都见伏脉，有的更是摸不到脉。这就是脉症不符，说明病情严重，热邪严重已经郁滞成结，阻滞阳气外达。

如果患者平时怕冷，舌色偏淡，到了冬天整个晚上被窝都不暖和，脉象见沉迟。这就说明脉和症状相吻合，病情虽严重，但还不是非常严重，治疗起来也容易。

说了这么多，中医治病的脉诊问题，一定要和其他的诊治手段相结合，不能孤立。对于常规情况的脉象（指的是症状和

学习脉诊，一定要多看名医医案，一个真正技术纯熟的中医，其用于出版的医案都是很详细的，学习名医医案，可以使人的眼界更开阔。

脉象相吻合的情况）要明确，如果连这起码的诊治水平都没有就谈医，不误人才怪。

说到正常的脉象，有三层意义。

一是指身体健康之人（世上没有完全健康的人，只是相对健康）的和缓之脉，见脉象往来和缓，不快不慢，韧劲十足；

二是指病情和脉象相吻合的脉象；

三是指一年四季，寒温不同的季节变化脉象也随着变化的正常规律。

常见病情的脉象，多种多样，王叔和在《脉经》中进行了很系统的梳理。到了明朝，李时珍又进行了一次梳理，总结出27脉。这么多的脉象要细细去品，着实困难。但总有一个规律可循。那就是中医的八纲，八纲指的是阴、阳、表、里、寒、热、虚、实，阴阳是总纲。用其他六项把脉象的沉、浮、数、迟、虚、实进行区分还是很容易的。沉，就像是石头丢到水里沉下去的意思，脉要用力往下按才按得到，常态指的是里证、寒证、虚证；浮，就像

同一脉象，往往所表现的病情不一样，比如数脉，除了主热还主虚，临床上以虚为多见。并且数脉之虚不一定是因为阴虚有热而见数，气虚发热亦见数。所以对待脉诊的问题，一定要将其他证候群与脉象进行反复详细的比较以便区分。

神奇的脉诊

开始学习诊脉时，要将多个患者的脉象进行比较，以区别脉象细微的变化。这是学习脉诊的有效方法。

是木头浮于水面，手指在脉诊处一放，稍一用力就感觉到，指的是表证、热证；数，就是快，也就是说脉跳动得很快，指的是热证，实证；迟，就是慢，也就是脉跳动得很慢，指的是寒证、虚证；虚，表现的是脉象跳动无力，指的是元气亏虚的表现；实，表现的是脉象跳动有力，指的是实证。这是一个大体的分类，其他的脉象都可以从中归类。这样就可以起到从简，学起来也方便。

上述是脉象的一些常态表现，切不能孤立对待。比如某人的脉要用力按才按到得，按到之后又无力气，跳动的频率偏慢，这就是沉、虚（弱）、迟脉，主要以气阳两虚为主要证候；如果见沉、虚、数（脉跳得快），就是气阳两虚又见有热（比如子宫肌瘤、膀胱炎等下焦慢性炎症，大多脉象沉弱而偏数。沉弱指的是气阳不足，升清无力；数指的是有热。也就是说明下清阳不升，热邪阴于下焦，因为气阳主升发，气阳不足则升发无力，所以残阳下陷）。患者脉象细数有力（实），细的表现是脉管不大，表现的是阴精方面的亏虚，数是有热、有力（是指病情较重），这里的脉象有力和脉细是相矛盾的，这就要从两方面去考虑，病情有虚有实，如果脉象是以细脉为主的表现，说明是阴精亏虚；如果脉象以数实为主，说明是热邪。阴精亏虚治疗在于以养阴填精为主，辅以清热通散治疗；热邪治疗以清热通散为主，辅以养阴填精。

另外对于一年四季中的四季常脉，一定要掌握。还有女性不同月经周期的脉象也不同，月经干净后的几天内，脉象大多会偏弱，如果有些女性因为黄体功能不全，子宫内膜没有完全脱落，月经干净后还会见涩数脉，过几天还会再出血，治疗不是固养，而应祛瘀。旧血去，新血才能生。还有气血足的女性，月经将来之时，脉象数滑有力，与怀孕的脉很像，但切不能就断为怀孕，应观察数日，看是否见月经再决定。这些情况，对临床治疗都很有意义。

育龄女性有胎、带、经、产等，不同于男性，月经是人体阴阳变动的结果，不同月经周期脉象不一样，所以诊女性患者的脉，一定要问清月经周期。

神奇的脉诊

如何开方

药有个性之长，方有合群之妙。数味药的组合和单味药的应用效果完全不一样，所以组方必定要先明白人体气机的运转和药的性味等问题，而不是机械套别人的经验方来治疗。

中医讲的是理、法、方、药，由医理为基础依据的诊断，得出治疗方法，再由治疗方法去选药组方。方是死的，病是多变的，医生所开的药方，仅仅是针对某种特定病证的一个治疗思路而已。

笔者将医理归为天、地、人。天主要是指一年四季气机的升降出入的变动，和环境的湿度和温度；地是指生活的地理位置（不同的地理位置，气温、风向、阳光、湿度等都大不一样。 在中国，虽大体上说北方多燥而南方多湿。但同样在北方，如果是在湖泊边，湿度也相对要高。还有山之北的阳光明显不足于山之南，气温明显要偏低）；人的内容最多，一是组成人体肝、心、脾、肺、肾的五大功能系统，还有社会人文所导致的各种行为方式。法是通过诊断后得出的治疗方法，比如诊断某患是气滞血瘀，于是治疗就采用理气活血的方法。方是处方。药是治病的某种方法（从广义的药来理解，笔者觉得不仅仅是中药，比如运动、心理暗示、起居、衣着、居住的环境等都可以理解为药。所以从广义角度的处方学上来讲，有中药处方、针灸处方、运动处方、心理治疗处方等）。

传统中医学理解处方是依据君臣佐使的理论方法，但这样的方法，局限性很大，对临床的实际治疗意义不大。金元四大家之一的张子和在《儒门事亲》中提出了七方十剂理论（方有七，剂有十。七方者，大、小、缓、急、奇、偶、复也；十剂者，宣、通、补、泄、轻、重、滑、涩、燥、湿也），笔者认为十剂理论比君臣佐使理论

中医治病开具处方时，要把思维打开，脱离药而用药。因为关系到人体健康的因数太多，治病的方式也不仅仅是局限于中药上。比如环境的改变、心理暗示、针灸等与中药结合，形成一个巨大的"处方"，这样才能达到更理想的治疗效果。

083

如何开方

更便于临床治疗。但笔者认为，将十剂定义为十种治疗方法更为妥当。

中药治病是以药的偏纠正身体的偏。身体的偏在于气机的升、降、出、入；还有湿度方面的湿、燥；温度方面的寒、热；另外还有虚则补之、实则消之的补和消。

所以笔者把十剂定为汗（促进气机向外）、固（促进气机向内）、吐（促进气机向上）、下（促进气机向下）、寒（纠正偏热）、热（纠正偏寒）、润（纠正偏燥）、燥（纠正偏湿）、消（消除病邪）、补（补元气不足）。这十剂是治疗的十法，也是十方，这样才能把中药处方和临床治疗有机地结合起来，不会使理论断层脱节。

如果还是用君臣佐使的方法去理解中药处方，看起来头头是道，针对主要问题的药是君药，辅助君药的是臣药等理论。但是有很多处方，就是一两味药，怎么去理解这个君臣佐使。比如用一味药的独参汤、二至丸、左金丸、二妙丸、交泰丸、当归补血汤等处方，对于这些处方，用君

处方中的十剂和君臣佐使的区别：十剂是针对处方的治疗作用而定，而君臣佐使则是针对处方中药用比例。所以针对治病则先定十剂，君臣佐使不见得全部处方都可应用。因此，君臣佐使对临床治病的实际意义不大。

臣佐使是无法来解说的。所以，君臣佐使的组方理论，对于初学者来说，是可以了解的。

针对气机不能外展的疾病，用药以辛味为主，因辛能散、能行。这类药称为解表药，除了葛根等少数几味药外，都是辛味。为什么把葛根归于解表药，是因为葛根的气味俱薄，薄则能通阳，比如《本草纲目》中，李时珍就提出茯苓的通阳作用（李时珍所说的茯苓通阳，不是指利用茯苓利尿祛湿的效果来通阳，而是明确地指出茯苓气味俱薄有通阳的作用）。

但《黄帝内经》云："味厚则泄，薄则通。气薄则发泄，厚则发热。"这就说明了中药（包括食物）气味上有厚薄之区别，作用也不相同。同是辛味的药，因为气味的厚薄不同，也就造成了每一味中药都有它自己的特殊性。这就给很多医生带来了难题，什么样的外感病，用什么样的解表药合适。这就要从医理去考虑了，如风寒外感，治疗在于驱散风寒，寒则热之，所

药分阴阳，主要以气味来区别。气指的是中药的寒热的趋向性，寒方面分寒和凉，热方面分温和热。味方面以厚薄来区别，要针对实际病情来选择应用。

如何开方

病有气机升降出入之乱，药有气味之厚薄。比如肾气丸，其中所用到的肉桂和附子，肉桂升而附子沉，虽是同样可以温阳，但一升一沉就可以调和气机。另外比如桃仁、红花相伍；李东垣将黄芪、黄连相伍；王清任将牛膝、桔梗相伍等，都是调和气机的升降问题。所以处方治病的要义，不仅是几味药简单的堆积。

用这药自然是温热之性，所以从辛温发散类去选；风寒闭表，要使寒邪从皮表外散，这得考虑两方面的问题，一是外邪的驱散，二是内阳的损伤（受寒则伤阳），从麻黄汤上来看，麻黄气味都薄，味薄参通，气薄能泄，于是使人汗出；二是桂枝的气厚，气厚则发热，可以扶内阳，内阳足可以促进寒邪外散。但是如果患者的阳气本来就较虚弱，内阳不足，无力驱散外寒，于是就用气厚发热的附子温内阳，用麻黄散外寒，如麻黄附子细辛汤。

看书要认真，《黄帝内经》中的"味厚则泄，气薄则发泄"看起来都是泄，但味的泄，是向下行的，而气是发泄，是向外散的。所以泄和发泄不同，千万别把泄和发泄当一回事。否则将无法真正理解中药和食物的治疗原理。现在很多人学中药学，只死背什么药治什么病，这样机械地死记硬背，背到头发都白了，可能还是庸医。所以一定要去找中药学方面的规律，规律找到了，把中药有机地分类比较，自然能明白各种原理。

汗法促进气机外展，但得有足够的物质基础。这种物质基础就是气血阴阳，阳不足则扶阳解表、阴不足则养阴解表、血不足则补血解表、气不足则补气解表。《伤寒杂病论》所论述的是受寒伤阳的外感，所以治疗上都是以扶阳或补气解表为主。温病学上，因为考虑到温热病易耗阴伤津，所以多用养阴解表。

但人是一个内外一体的有机整体，感受外邪会影响痼疾，还有外邪并不是单纯的某一种病邪，比如暑邪，就是湿热相合，治疗上不仅仅要考虑气机的外散，还要考虑内外合邪的分消问题。比如浙江多湿（气温不高的寒湿天气）治疗上就得考虑到湿邪，笔者治疗此寒湿天气的风寒外感，多以紫苏叶为主，另外再加用厚朴、陈皮、半夏、藿香等化内湿药。如患者脾胃素弱，还要考虑食滞的问题，治疗上得再加焦三仙等化积药，这样才能使外邪不至于敛着不去。

合邪要分消。合邪，就是几种病邪同时出现的情况，《伤寒论》认为有两种以上病邪同时出现时，单一治某一方面都不合适，要一起治。

如何开方

人体气机的升降出入正常，则代表五脏功能正常，人就健康。促进气机的运转有两方面的因素，一是五脏功能系统的正常，二是元气充足。这两方面会相互影响，所以治疗上一定要两方面同时考虑。

还有一些是无外感的情况，就是气机不能向外展的疾病，比如无汗证、皮肤病等，治疗上也要用到发散药，但要考虑的问题就很多了。无汗证多见气阳不足，无力鼓舞气机外展；而皮肤病则是病邪郁于腠理不得外散。

元气不固，身体必虚，所以固养元气，促进气机向内收敛，要用到酸药和甘药。酸味能收，甘味能补。比如孙真人的生脉饮，用人参、麦冬之甘补，五味子之酸收；桂枝汤用于阳虚自汗稍受外寒之轻证，用甘草、大枣的甘补，白芍之酸收。

人是一个阴守于内，阳固于外的整体。向外发散不远辛，向内收敛不远酸，酸收辛散调节气机的收敛发散。

另外还有咸味，咸是聚。最咸之味莫过于食盐，我们天天在吃盐，于是导致人们和医生大多在理论上考虑到咸味，而实际临床治病时却忘记了。不食盐会导致人身体浮肿，在山村里干农活时，农民吃的菜都很咸，因为人动则生阳，身体运动太过，阳气就会外泄，于是要在菜里多放盐聚拢元气。在临床治疗上，因为人们每天都在吃盐，所以用药上多取酸收即可。

酸和咸，一是收敛，一是聚拢，但大不一样。不吃盐是没咸不能收敛心火，心火不能下潜，导致肾无力化水湿而人见浮肿。酸味是收敛肝气，肝为肾之门户，门户关小一点，肾气就不会过快地消耗。所谓的五味子收敛肾气，亦是取五味子之酸。所以治疗水肿病，酸咸要少食，是因为水肿患者阳气多虚，气化不利，气机不畅，如果再过酸咸为用，气机不能畅通，不利水邪消除，所以治疗水肿病，都是以辛甘味为主。甘主脾，脾强则气机枢纽得以运转，所以治疗水气病，必定是以健运脾胃为核心，哪怕是肾虚而见脾虚的水肿病，也一样是运脾和补肾同时进行，不可能单纯补肾不运脾的。辛能行，水邪为患，气机失畅，所以要用辛药通行气机，这样水湿之邪才能消除。至于苦泄，这是针对水湿之邪很严重的应急一时，不是长久之计。

五脏功能的保证要有物质为基础，中医学上所说的五脏功能和五味的归经，有的从功能上来理解，有的则从物质上来理解。比如肝主藏血，主疏泄。因为肝主藏血，所以五味上以酸之收敛以促进肝之藏血，以保证物质基础。而肝气不疏泄的肝气郁结的治疗，则用辛味来疏散气机。

如何开方

所以收敛元气，用药上是以酸甘为主体，少用辛散。哪怕有外感，只要元气不固的汗证，也一样得在补养元气的基础上进行，桂枝汤用甘酸和辛药相伍；参苏饮以甘为主，辛为辅；玉屏风也是以甘为主，辛为辅。选药上，偏寒的酸收用偏温性的，比如乌梅、山茱萸。笔者治疗中风半身不遂的患者，用大剂黄芪为主来补，用乌梅或山茱萸来收敛元气；偏热则用偏凉的酸药，比如白芍，治疗元气不足的失眠，就不用乌梅和山茱萸，而是用偏凉的白芍、五味子。

促进气机上升的方法，得用气味俱薄的药（味薄则通，气薄则发泄），这类药主要集中在解表药类，但促进气机升提的用量和驱散外邪的用量是大不相同的。促进气机升发的用药量是用一点点，主要还是以补养为主。因为气机不能升发，最主要的原因是肾气不足，导致气机无力升发。所以治疗上大多是以甘补为主，稍稍用点辛发药。

药食治疗对气机运转趋向的促进，但临床上常常不会见单一的气机紊乱，常会混杂。比如胃中痰阻，痰化热则上扰而见上焦热而气机上浮不降；而下焦则见虚寒。治疗上就要区别对待进行综合调治。

疾病有暂久之别，比如郁证，一时间的郁，治疗上以辛药为主，比如越鞠丸五味药中，香附、川芎都是辛药，苍术也是辛苦之味（苍术气雄芳香）。逍遥丸也用了柴胡、当归、薄荷、生姜之辛药，其中用酸药之白芍，是为了防止升发太过以制约，并不是方中的主要用药。

还有湿邪阻滞的治疗也一样得用辛散通行，比如独活、威灵仙、姜、半夏、藿香、佩兰、紫苏叶等都是辛药。我们常用的中成药藿香正气水更是用了辛烈的酒来通行。

下法是促进气机下行的方法，苦能泄，所以下行之药多是苦味，《中药学》教材中一切苦寒的解毒药都有促进气机下行的作用。比如泽泻泄小便，大黄泄大便，都是下行。所以笔者在写关于五脏治疗上会说苦泄心，而不是甘泄心。临床上的黄连等苦寒药，都有泄心火的作用。大黄虽说是促进大便排泄，但是真正治疗心火暴亢，还得用大黄这类苦寒直泄的猛药。比如心

治病时针对病情的暂久应对，暂时性的新病治疗要速而急，慢性病则缓而周全。先贤说治急性病如将，治慢性病如相。这是针对大体而论，亦有慢性病要急治者，比如类风湿关节炎，疼痛难当，治疗时要考虑慢性病的缓和周全，同时也一样要把疼痛急速解决。

如何开方

火暴亢的疯子，黄连虽能泄，但效果远不如大黄。

还有上文所说的酸收和咸聚的问题，下行之药还有咸寒之药。

人体气机的运转，和自然界是一样的，气温高了则气机上升（春温），热了则向外发散（夏热），而寒凉则向下行，秋天只是凉，气机就下降了，到了冬天寒冷，气机虽说向内聚拢，但也是向下行，否则精气不能归潜于肾。我们天天吃盐，就是使心火归潜于肾。所以下行之药，大都具有苦寒或咸寒之性。

润法用甘凉，上文已说过。但对于燥法祛湿，这里得说明下。燥法是针对体内水湿太过的治疗方法，有三种方法，一是苦味药的苦燥，一是气香的芳燥，一是淡渗。这三种方法都是祛除水湿之药，但是又有很大的不同。

苦燥，湿见热用苦寒（如黄芩、黄连等），湿见寒用苦热（如厚朴、苍术等）。但芳化的作用，一定要重视，特别是湿邪

自然之气机变化有太过与不及，人体的气机也一样有太过和不及之别。人顺于自然则健康，逆于自然则病。但面对顺逆问题一定要思路清晰，比如胃中寒痰的患者，用生姜来温运化痰，夜里阴气重本要收降为顺，但人体内的寒痰使气机不能收降，所以对此情况，夜中亦可食姜；女人来月经是气机下降，如遇秋天自然大气肃降之时，还可以行经期间适量的服用补升之剂，以对抗自然的气机，这样气机才能真正的顺从自然之性。所以考虑问题要从两方面进行。

（虽说湿和水同一回事，但是水和湿还是不太一样，湿是水气。比如下雨天，见到的雨是水，而空气中的湿度这才是湿）。所以从程度上来讲，水邪比湿邪严重，所以治疗水邪多以淡渗，以至于直接用苦泄。如五苓散，就将淡渗的茯苓和苦泄的泽泻相伍为用。而湿邪之水气，如用苦泄则药过重，易伤人元气，所以用芳化为上。芳化治湿方面的经验，可参考温病学说。所以切不能误认为《伤寒杂病论》就能治疗一切疾病，对后世的完善补充，一定要去重视。芳化方面，特别是湿邪和热邪相合，难分难解，温病学说描述为"如油入面"，如果用苦泄是不行的，得用芳化。芳香药有一个很大的特点，就是通行力很强，比如石菖蒲。笔者治疗妇科炎症常会用到石菖蒲，就是取其芳香通透，能松动湿邪之根基。所以治疗湿邪方面的处方用药上，一定要从实际临床去考虑，而不是一见水湿，不问是水还是湿，起手就是利尿。

至于温法和寒法，是"寒则热之，热

温病会因久滞不化而变他疾，比如慢性肾炎，很大一个原因就是外感失治，或临床症状消失后余邪没清而使病及肾。

093

如何开方

则寒之"。开具中药处方时，热病则用寒药，寒病则用热药。

某女，45岁，体偏胖，无汗证，天气热也不出汗十余年，但人时常觉得烦闷不爽。2013年夏天诊，脉沉涩浊，舌淡胖苔白腻。夏天脉当洪，而反见沉脉，参以舌象偏淡，这是气阳不足以鼓动气机外出；气阳不足则气化不利而生湿，运血不畅而生瘀。湿瘀有形之邪，易敛气机。所以患者之汗不出，有两方面的问题，一是气阳不足，二是湿瘀之邪。治疗上以甘补辛散为主，辅以苦燥化湿。人见烦闷是气血不畅的郁热，因此时月经处于黄体期（阳长期），治疗上用点苦寒折下上浮之火。

处方

黄　芪 80 克	厚　朴 20 克
苍　术 20 克	姜半夏 15 克
麻　黄 10 克	桂　枝 20 克
益母草 30 克	红　花 15 克
黄　芩 30 克	郁　金 15 克

医道传真·壹

临证杂谈

阳加于阴谓之汗，无汗的治疗要考虑阳不足的鼓动无力，还要考虑汗之化元匮乏。治疗上不能偏于发散，以免伤元。

服药十剂，效果不显，但患者的脉象明显外浮有力。月经还有 2 ～ 3 天才来，原方去黄芩、郁金，加当归 20 克，茯苓 30 克，生薏苡仁 30 克，一直服到月经干净为止。服药第 4 天时，月经来，见月经黏滞样，排出甚多。行经 4 天干净，人见有汗出，再调治月余而安。

此患因湿瘀互结，又见气阳不足，在平时补养疏通，行经之时直接泄邪，使湿瘀速去，从而气机得以运转。

某男，自汗不止，服玉屏风无效，患者曾带女儿来治疗哮喘，笔者时常会对他讲些中医原理，见笔者用黄芪伍仙鹤草止汗，于是自行配方治疗，无效。一次听笔者对别人解释说："人体是一个阴守于内，阳固于外的整体。"于是在原来的处方上加白芍和附子，药后人见烦躁不得眠，自汗更严重。次日不得已找笔者治疗。见患者脉沉涩浊而偏数，舌淡胖，但苔黄厚腻，问之尿频而短，身体是里面觉得发热，但稍有风吹来又怕冷。这是湿热内阻，阳气

自汗有虚而不固之自汗，亦有邪郁日久之自汗。治病上虚实问题当区别清楚。

如何开方

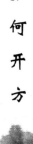

不能外达，反而体表无阳可用，所以不得固汗而汗出，不得温煦而见怕冷。治疗得运中化湿，使湿邪去而阳气得以外达体表，才能固汗温煦。

处 方

厚　朴 20 克	苍　术 20 克
藿　香 20 克	紫苏叶 20 克
黄　芩 20 克	益母草 30 克
当　归 15 克	生薏苡仁 30 克
石菖蒲 5 克	滑　石 20 克

该患者因湿郁而自汗，治疗上通因通用。对于通因通用，不仅在于痢疾这些疾病祛邪以安正的治疗，比如女人因血瘀的月经淋漓要通而月经才得以止，本案以通而止自汗。所以学习之要，当举一反三，切莫泥于成见。

次日患者又来，自汗大见好转，身体亦不怕冷。见脉象出来，舌苔大退，但考虑到患者过服黄芪、附子，嘱其再吃一剂。

又过一天，患者来诊，自汗还是没止，但舌苔又退去不少，湿热已退大半，不能再消，于是原方去生薏苡仁、紫苏叶、滑石，加五味子 15 克，菟丝子 50 克，仙鹤草 50 克。服药数剂而汗止。

某女，65岁，神疲无力，不时悲而哭。医院诊为抑郁症，西医治疗效果不理想，且见肝区疼痛不得不终止治疗。中医治疗效果不明显，反见喜笑不休。2010年患者到金华文荣医院治疗，见患者面色青暗，但两颧发红。脉浮数而无力。此为虚阳上扰，见前中医处方，都是用补中益气汤和小柴胡汤。此为升散药过用，扰动肾气。治疗得降潜纳气。

处　方

党　参 30 克	厚　朴 20 克
苍　术 20 克	姜半夏 15 克
焦三仙各 5 克	生龙骨 30 克
生牡蛎 30 克	磁　石 30 克
菟丝子 30 克	巴戟天 30 克
黄　芩 20 克	炒白芍 20 克
当　归 20 克	丹　参 30 克
郁　金 15 克	麻　黄 2 克

治疗 1 周，患者已不见喜笑不休，颧红亦退，脉也向下沉。原方去生龙骨、生

人体是一个形神一体的有机整体，形神相互影响，形病可以用神治，神病可以治形。

如何开方

五脏气机和畅，元气充足，则人的神志清而主宰五脏；五脏失和或元气亏虚则神乱而使五脏更乱。时下中药治疗神志病方面是中医界一个很薄弱的环节，主要还是泥于亢奋用重镇清泄药抑制，用补益升提药来治疗，虽说时而有效，但无效为多。就如很多中医治疗月经病一样，先期谓血热，后期谓血寒，机械对待，病实难愈。

牡蛎、磁石之重镇，以免影响脾胃运化反不利于元气恢复。加黄芪30克，枸杞子30克。连续治疗3个月而安。

此患者，年老体弱，元气亏虚无力升发。升发气机的根本在于固养肾气，运转脾胃之气机枢纽，但医见患者无力，急于建功过用升散药提气，反扰肾伤精，使残阳上浮。治疗当先纳气归元，再扶补肾元、运转中焦之枢纽，使下元足而气机自然升发。

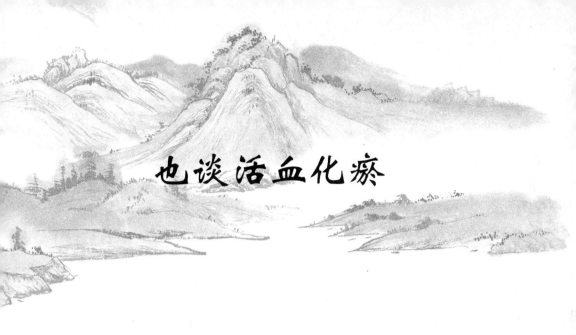

也谈活血化瘀

中医活血化瘀的治疗，是针对身体内有瘀血进行疏通的一种治疗方法，于是大家就会想到当归、川芎、红花、水蛭等活血药。还有血腑逐瘀汤等活血化瘀的经典方剂。只考虑到活血化瘀药和药方，这是很片面的。

说到活血化瘀，先要明白中医的瘀血概念是什么，哪些原因会引起瘀血。

中医的瘀血概念，可以用西医学的血动力学和中医结合一起理解，不能仅局限于中医的术语。

也谈活血化瘀

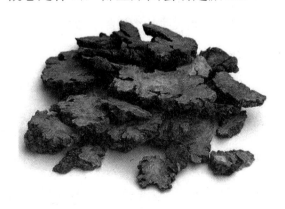

引起瘀血的原因
很多，临床治疗要针
对病因，而不是泥于
活血化瘀药。

　　瘀血，大多数人只会考虑到身体某个部位瘀青一块的局部瘀血，或中风患者的脑血栓等。但如果把这个问题和西医的血流动力学进行结合分析，就容易理解了。其实中医的瘀血概念是很广泛的，除了身体某个部位可以看得见的瘀青之外，还有身体内的一些结块等，也是局部瘀血。如果更广泛的理解，可以说一切血流偏慢都可以称为瘀血。

　　对于瘀血产生的原因，主要有出血、气滞、气血阴阳亏虚、血热、血寒几个方面。出血致瘀，比如跌打损伤、手术等；气滞多见心情不畅的气机郁结；气血阴阳的亏虚，这个问题就大了，比如高热数日，虽说现在有输液技术及时补充体液，但气阳是必虚的，很多妇女患者，都会说到感冒发热后，次月月经会见很多黑色的血块，这就是气阳两伤，气阳主升，升清无力，则阳气下陷，加上血无气可推、无阳可温，留滞于胞宫；血热，古人多从外感热病方面论述，但现在有输液技术，还有抗生素的应用，对于血热妄行出血留瘀的问题得到较大的解决。还有气郁化火、食积化火、痰阻化火等问题造成的瘀滞。

现在的瘀血问题，痰湿闭阻化火和食积化火方面已成为一个大问题。对于痰湿和瘀血的关系，《中医基础理论》教材上有简略的论述，但痰阻化热灼血妄行，还有食积化热及食积、痰阻、瘀血的相互关系，却是一片空白。所以本文针对多种病理产物裹结一起的瘀血问题进行粗略论述。

先说瘀血的新久之别。

新，指的是时间短。如妇女月经将行之时的受寒（这个受寒不仅仅是衣服穿得少的问题，还有鼻子吸入冷空气的问题，所以一定要注意鼻子的问题）、吃冰冷或过于寒凉的食物，造成月经不行或行经不畅；脚踝急性扭伤等，这些都是新瘀。针对新瘀的治疗在于及时排瘀外出或消散，切不能使瘀血停留。目前对于新瘀的治疗，主要是集中在活血化瘀药的应用，但很多患者却因为过度活血化瘀，反伤气血，最后变症百出。笔者看

新瘀，可以称为时瘀，比如跌打受伤的局部瘀血，治疗上在于急化或外排。

也谈活血化瘀

过很多治疗妇科月经不行的药方，十几味活血破血药猛下，这是不行的。一定要考虑到多种病邪和瘀血的合邪问题。如妇女受寒的月经不行，治疗时单纯用活血化瘀药治疗，效果往往并不理想，只要再加一两味桂枝、干姜之类的温散药，使寒和瘀进行分消，哪怕不用很多活血药，也能起到良好的祛瘀效果。但对于新瘀的治疗，总的原则是及时把瘀血排出体外或进行消散。但治疗时还得注意患者的正气问题，如果见患者脉象细弱无力，这是气血两虚，消瘀攻浊一定要在补养气血的基础上进行，以免损伤气血。

而对于久病的患者，病情往往很复杂，如糖尿病、肿瘤、癫痫、支气管哮喘、心脏病等患者，都是一大堆毛病合在一起，对于这样的瘀血，治疗上一定要做好打持久战的准备，医生对整个疾病的变化转归，以及天气的变化和妇人的月经周期等问题都要有一个较准确的预见，不能千篇一律地乱用活血化瘀药。特别是对一些年老患者，或久病体弱患者，更是不能急于求成。因为患者不懂医，心急是正常的事，如果医生随着患者的想法，患者一急，医生跟着急，乱下活血化瘀药，这是害人之事。

久瘀，叶天士称为"入络"。久瘀有的因新瘀失治误治形成，有的因其他疾病形成。久病必虚，所以久瘀的治疗，一定要时时扶养正气，切不能过用活血化瘀药，以免燥血太过。

有些患者因为吃了活血化瘀药，自我感觉症状缓解了不少，会开心地说这医生的技术高明（比如血瘀血虚的闭经患者，猛用破血药，月经大多会出来，患者会说这医生技术高明，但这是喝毒药止渴，看似好转，其实是更伤气血，下次月经更闭不行），其实病情是在加重。

现在活血化瘀的中成药很多，很多关节痛的患者，月经不行的患者，都会自行到药店里买活血化瘀的药服用。消瘀血是中医治疗八法中的消法，活血化瘀药中，除了当归、鸡血藤等少数几味药，大多都有耗血燥血的副作用。如果长久地服用活血化瘀药，对身体的伤害还是很大的。所以活血化瘀时，一定要考虑到有血可行。打个比方，地面很脏，要把地面弄干净，只用扫把扫，就好像是单纯用一般的活血化瘀药；有口香糖等脏物黏在地面上用刀片来刮，就类似于活血药中的水蛭等虫类搜剔药。但地面总是难以干净，要使地面干净还得用水，水一冲，再加扫把一

活血药根据药力的强弱可分为调血、活血、破瘀等，临床治疗上选药时要根据瘀血的程度轻重来选择，这是一个细活，切莫泥于前人的成方。

103

也谈活血化瘀

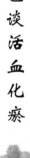

扫，就很干净了。这水就是血，也就是说，应用活血化瘀药时，一定要考虑到气血的充足，有血可活时，才能达到理想的治疗效果。

笔者治疗很多见明显瘀血的患者，比如子宫肌瘤、子宫腺肌病、类风湿关节炎等，这些患者大多是到处治疗无效后到笔者处求治，一把脉，见脉象细涩无力。这是气血亏虚严重，又有瘀血闭阻。如果此时再强力攻瘀，只会更伤气血，气血越耗瘀血更不得化。笔者都会以补养气血为主，再适当地加些活血养血药来治疗，使气血充足，稍疏通，等到患者的脉象有力了，再下猛药。而对于新瘀的治疗，大多是以攻瘀为主，瘀去后再调补气血。但对于久瘀体虚之人，实在不易，因为虚证难补，有时补 2～3 个月，气血才见稍有恢复。

对于活血化瘀治疗瘀血，一定要从多角度去考虑。气血不足要补养自不要说，但瘀血的病标方面，分消治疗是关键。见舌苔厚腻，脉象黏浊，这是湿瘀互结，治

瘀血为有余之邪，但血亏亦瘀，如河流之水，水足则通，水少则滞。叶天士在谈温热病的治疗时，说到热入血分，要防动血。大热耗津，津血同源，津亏则血少，从而会瘀滞不通。所以治疗温热病的热入血分用丹皮、赤芍等药化瘀的原理就在于此。

疗得重视化湿药的应用；见舌淡暗这是阳虚有瘀，治疗时除了温阳化瘀以外，还要考虑到外寒的散寒问题，因为阳虚则寒，阳虚之人易受外寒；有的患者，舌尖红，舌中部和根部苔厚腻，稍吃凉的则见寒，稍吃热的上火，这样的情况，要清上、调中、温固下元，通利三焦，否则瘀久不消。

现在食物丰富多样，冷饮盛行，夜生活多彩。乱吃夜宵最易引起食滞，胃脘痞胀的痞证很常见，医生机械套用旋覆代赭汤治疗无效，其实这多是食滞中焦为患。食滞中焦，则人体气机升降不利，痰湿内生，血行哪里还会和畅。

瘀血日久会化热、痰湿闭阻久也会化热、食滞也会化热，所以治疗瘀血还要细审脉象，看有没有郁热的存在，如很多糖尿病患者，见舌淡暗胖，舌苔厚腻的阳虚湿阻，又见脉象涩浊数，这就是明显的湿瘀互结有化热之象。湿为阴邪，治疗得温化，有郁热又得清透，可用益母草。有人见笔者治疗糖尿病重用益母草，感觉很可

久瘀会化热，哪怕先是因寒，瘀久了也会化热。因为人活一口气，气为阳，有此阳气则是活人，无此阳气则是尸体，血久瘀不通，化热是最然之理。虽说血是得温才通，但在应用温药时，在血未通之际，药热会使瘀化热，此时可以辛凉疏通。

也谈活血化瘀

笑，特别是治疗男性糖尿病患者用益母草更是觉得可笑，这里只不过是用益母草的化瘀、清透郁热和化湿之能。还有笔者治疗关节病很少用威灵仙，而治疗妇科的寒证疾病、肿瘤疾病等用威灵仙的频率则很高，这是取其通散化湿之力，使寒、湿之邪和瘀血分消，或使寒湿之邪祛除而正气得补。如泥于威灵仙就是治疗关节痛，益母草就是治疗妇科病，还谈什么治病。

瘀血难治是因为引起瘀血的原因太多。久病气血亏虚难补，攻瘀伤气血；补虚瘀不去。

血水同源，血不利则为水，指的是血瘀会影响体内水湿的气化，对于湿瘀互结的治疗，得化瘀和化湿同时进行，使之分消。

切记，治疗瘀血。

一在于时时留意气血强弱，活血之时一定要有血可活。

二在于分消，务使其他的病邪不与瘀血相合。

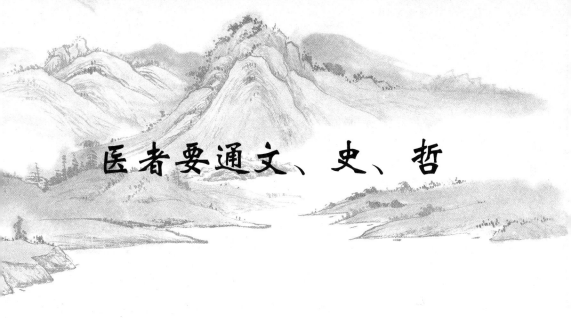

医者要通文、史、哲

文是指文学，史是历史，哲是哲学。对于中医学来说，中国的传统哲学为中医的哲学基础，这是大家一致认可的，但文学和历史对中医的重要性，这就很少有人关注了。

要知道，医生的目的是把患者的病治好，医生的服务对象是人。所以不研究文学和历史，是无法理解患者的。患者想什么都不知道，怎么治病。所以一个合格的医生，是一个通才，一定能洞悉社会和人性。不仅把疾病的问题研究得清透，同时把人性和社会问题都看得很清透。

人是一个肉体加上一个灵魂（中医上称为形神一体），如果只有肉体没有灵魂，

文字的应用是区别人和其他动物的一个主要因素。文史哲记录了人类活动的历史，医生治疗的对象是人，学习文史哲可以对人更加了解，有利于理解和应用中医。

这就是一具尸体。肉体之形，是灵魂之神的载体，肉体五脏平衡、三焦通利、气血充足，人的神才健；而神又反过来主宰着形。

一次笔者和一位同行谈及中药抗癌的话题。现在中医对癌症的治疗研究，主要是在小老鼠身上做试验，试验效果如果好，就有了很多的论文报道。但把这些有效率很高的数据应用于实际的临床治疗，效果并不是很显著。

为什么同样一味药在老鼠身上试验效果好，而用到人的身上效果就差。这就要考虑到老鼠和人的差异性，这个差异在于人的生活环境和老鼠大不一样。实验室里老鼠的生存环境气温、湿度、采光、通风等都是相对稳定的，并且老鼠的思维也远不如人复杂多变。而人则不同，生活环境多变，会直接影响人身体内在的物质变化，另外人的思维变化太多。孙思邈在《千金方》的《伤寒例》中写道"人生天地之间，命有遭际，时有否泰，吉凶悔吝，苦乐安危，喜怒爱憎，存亡

治病之要，在于尊重人的社会属性。单纯某方某药的治疗，这仅是针对动物的生物应用。但人这种生物的社会属性会直接影响身体，所以脱离社会因素去理解人是行不通的。

忧畏，关心之虑，日有千条，谋身之道，时生万计，乃度一日"。对于人来说，一天之中都有这么多的变化，何况一年之中的寒暑易节，九州畅游，身体内在的变化，和关在笼子里的老鼠是大不一样的。

人情绪过激，会直接影响五脏的平衡，这个原理和西医是一样的，现在也有很多关于情绪对内分泌影响的实验，证明人的情绪变化会直接影响身体内分泌的变化，从而影响了身体器官的功能变化。如长时间的压抑郁闷，会使女性的子宫内膜增生、乳房长结节、消化功能紊乱等。

所以要去了解社会，理解人性，理解历史的规律性问题，才能指导患者正确的养生，配合治疗。

文学是社会的真实写照，任何文学内容都源于社会生活。作为一个医者，服务的对象是人，对文学方面的研究，一定要以真实的生活态度为根源。

历史问题，不是说单纯看二十五史就行，而是要去考虑当时的历史时代背景下

医者要通文、史、哲

中医学上所说的元神主宰五脏，这机理可以借用现代医学的内分泌学来参悟理解。所以学中医的人，一定要包容，不能单纯在中医术语上打圈圈。

中医的应用得与时俱进，时下复古之风很盛，很多人认为古的就是好的，这种思想要不得。因为古今社会性质不一样，同样的疾病，其病理病机也发生变化。泥古方治今病常常效果不理想。学古方，在于学古人的治病思路。

人民的心理问题。如李东垣，他所生活的历史背景是战争年代，百姓过着颠沛流离的日子，什么时候死都不知道。因为生活在北方，生理上是饥饿和寒冷，心理上是恐惧和忧思。饥寒交迫则伤气伤阳，脾肾之阳必损；恐伤肾，思伤脾，忧伤肺。治疗的根本在于健运脾胃、固养肾精。但如果患者的脾胃虚极，则难以运药，此时的治疗就应调补后天，促进脾胃对食物的消化吸收，渐渐地使元气充足。所以李东垣用药量很轻，一般用煎散剂。煎散剂在于轻疏气机，调运脾胃，这是后天补先天之法。而我们现在是生活在一个衣食无忧的幸福时期，百姓的思想和身体与李东垣所处的时期大不一样，再用这些煎散剂来治疗，常会显得力不从心。

另外，不同的历史阶段，文学作品的内容也大不一样。从中医学的历代文献写作方式上来看，就能看到很大的差别。中医文献，有划时代意义的作品几乎都在战争年代（或民族矛盾较严重的时代）形成。

《黄帝内经》主要内容在战国形成，《伤寒杂病论》在东汉末年形成，《千金方》在隋唐形成，金元四大家在金元战争时期形成，《瘟疫论》在明末形成。从这些文献的写作形式上来看，不同时代的写作形式是不一样的。比如唐以前的写作就相对明显简洁，而元代又有很多作品用歌赋的形式来表达（针灸学的很多内容都成于元代，都以歌赋的形式出现，如《玉龙歌》《标幽赋》《通玄指要赋》等）。到清代时写作上就很繁杂。这些都有明显的时代气息。

所以我们对待中医文献，不能仅当它是一本医书，而要把其当文学作品来看待，结合历史大背景来对待中医文献。切不能以时下社会的观念来对待，否则看一辈子中医古文献也不能明白其中的奥义。

中医学源于中国的传统哲学。其实西医学和中医学是一样的，对疾病的理解、治疗的方式都一样。主要区别在于对生命理解不同。对于生命的理解，中医是用五脏系统来理解，而西医则用八大系统来理

对于中医学的文献学习，要多选几家合参。同时还要了解当时的人文背景，可以把我们的思想回归到当时的社会中去，这样才能深入研究。

医者要通文、史、哲

中西医其实互通互用，理解疾病的原理一样以天地人三才合一，比如中医学上有"五运六气"，西医学上有"气候医学"，中医学上有"子午流注"，西医学上有"生物钟"等，这些内容本就互通，只是专用术语方面有些区别。

解。中医学认为人的五脏五大系统要平衡才健康，而西医也一样认为八大系统平衡才健康。中西医最根本的区别在于对"气"的理解。中医是以气为核心，而西医则无气这个物质基础。

中医和西医从大体上是一致的，西医的哲学基础是古希腊哲学，因此现在学中医的人也一样得去研究古希腊哲学。加上现在中国和西方国家的交流日益增多，来看中医的外国患者也越来越多，中医还要走出国门。不去研究外国的哲学，闭门造车是行不通的。

习医，虽说大到天地人都要参透，但天地之变还是相对单纯的，人事之变犹如天上之浮云。而考虑人事之变，更要精通文、史、哲。

气功的"自白"

气功早在春秋战国时期就已出现,《庄子》有"吹呴呼吸,吐故纳新,熊经鸟申,为寿而已矣"的记载;马王堆汉墓出土的文物中有彩色帛画《导引图》;《黄帝内经》记载了"提挈天地,把握阴阳,呼吸精气,独立守神,肌肉若一"的站桩功。可以看出,早期的气功,以肢体上模仿动物进行导引身体气机,或以站立不动入静的站桩功为主。汉代名医华佗创编了五禽戏功法流传后世。

道教创立了静坐、冥想等道教的气功(道教把气功称为"炁功"),并用内丹术(即道教徒根据《周易参同契》的一些术语)进行指导气功练习。

气功不是迷信,三十年前的学气功热潮是当时社会因素造成的,不能因为一时的社会因素就把某一事物全盘否定。

人的五志寄五脏，五志变动则五脏气机随之而动，心静则五志平，从而促进五脏功能正常运转。比如夜里睡觉梦很多，次日起来人会没精神，就是因为睡觉时心不静造成。练习气功的要义，就是在于心静。所以不要把气功看得这么神秘。

道教的丹有内外丹之分，外丹是通过硫黄、雄黄、雌黄、朱砂、水银、铅、硝等药物在一个炉里炼成一粒粒的丹药。内丹是用炼外丹的术语练气功。

外丹是以有形、有质的硫黄等药为原材，而内丹则是以人体内在的精、气、神为原材；外丹用丹炉，而内丹则以人体为丹炉，把人体的精、气、神凝聚成丹，这就是所谓的内丹。道教的内丹练习，初步在于筑基（也就是打基础），主要练习方法在于意守丹田（有的说是关元穴，有的说是气海穴，但更多的则是认为是整个小腹），脚盘膝而坐，用意念把每次呼吸都送到小腹的丹田处（术语称为采药），这样练习3个月左右（百日筑基）。因为道教气功也有很强的冥想，特别是在身体内的气机运转方面，此时一定要高度入静，常看到练功时要在半夜子时练习，这是为了练习的时候更宁静。

至于内丹功的冥想，在筑基（使人习惯于盘坐入静的习惯）后，可以开始想身体内的气从后背脊正中的督脉上行到头部，再从头部向前下行，再顺着任脉向下行，这样一圈一圈地行气。这气不是真的气，是人的冥想而已。这种督脉和任脉的行气冥想，就是内丹所讲的小周天。通过冥想把这小周天都想得很通畅了，接下来就顺着经络学中的人体十二正经循环路线去冥想，这就是内丹学中的大周天。

于是问题来了，内丹学中说通小周天，是怎么通？按道教说法任督脉两脉是不通的，但任脉统一身之阴经，而督脉领一身之阳气，如果阴阳不通，气机就不能升降出入，这不就是一个死人了嘛。因为气机不通，就不能气化，不能气化就是具尸体。所以通小周天之说，只是气功冥想的一个方法，这和中医学所说的无关。因为中医学所说的活人，一定是气机升降出入畅达的。

内景图似人体的形态，从骶尾部开始一直到头部，中间有很多仙境一样的图片相连接。练习者，平时有空就看这图，有

气功练习的冥想，和气功练习的入静，这是道和术的问题。静是道的层面，冥想是术的层面。

气功的"自白"

宗教不是自然就有的，是创立的，所以不同的宗教代表不同人群的思想，其练习方法区别在于人的意识形态的不同。

的还盘坐在图片前面观看，这样久而久之，图深入脑海后再去冥想。

宗教的内容，是根据宗教所追求的境界创作出来的，而不是真实存在的。比如佛教，所冥想的内容和道教就截然不同。

对于道教所说的精、气、神的问题，这看起来是中医学上的内容，其实是不同的。内丹学中的精是指先天之精，这精是在人处于极虚极静之时产生；气指的是先天之气，不是呼吸之气，写作上也用道教特有的"炁"字，这气也是在恍惚之中出现；而神则和中医的一样，指的是大脑的意识。所以，内丹学中的一些内容，看起来是采用中医学的内容，其实是不相同的。

而佛家的气功，也有冥想，但佛家冥想的身体内在与道教不同，佛家冥想是上到头顶，下到会阴的一条直线，称为"中脉"，并且头顶、印堂、咽喉、胸部、小腹部、会阴等地都有一个轮，比如会阴处的轮称为海底轮。

而对于儒家的气功，就没有这么多复

杂的内容了，只有静坐，特别是到了宋朝的大倡理学，很多读书人半天静坐，半天读书。

说了佛道儒的练功，总结出来，即一个"静"字。如内丹学中的练精化气、练气化神、练神还虚的三重境界，其根本是静。上述的气功是静功，但气功还有动功和桩功。

静功指的是盘坐着一动不动的练习，动功是身体在运动的练习，桩功是站桩不动的练习。因为桩功随着练习时膝关节的弯曲度不同，所产生的效果也大不一样，这些是一定要注意的。

动功有太极拳、形意拳、五禽戏等；桩功汉以前和宋朝的大不一样。宋朝气功得到很大的发展，特别是武术方面的气功发展，完全脱离了宗教，不再把宗教的内容带到气功中，将气功神化。而是真正现实的考虑强身健体的作用，纯粹就是为了提高身体素质，有利于武术。于是武术方面的气功，在传统内丹术的基础上，加了

气功练习和打太极拳、书法等原理一致，不论什么宗教的气功练习，总是以使人入静为要义。不同的练习方法，使人产生不同的乐趣。笔者父亲平时会挖地种菜，心也很平静。

117

气功的 "自白"

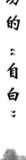

练气固精（形成了练体固精、练精化气、练气化神、练神还虚）。如太极拳，就是通过身体四肢螺旋形的运转，使人的肉体各大小关节都进行缓慢的运动，这样有利于气血的畅达，这就是练体固精。

人之生命在于气血充足且流通不滞，整天盘坐冥想，练成神通、长生不老，这并不是健康所追求的。而武术的气功练习是动静结合，身体中正安舒，呼吸自然，动作和缓而不伤人。通过肢体的和缓运动，可以促进气血的通畅，在练习时人体处于不断的运动中，思想也可以入静。

练功先修德，品德端正的人，心自会静，五脏自会平衡，身体自然会相对健康。心潮涌动不宁的人，较难入静。

医生要明白宗教和气功的要义，要尊重不同人的不同思想，但不能被他人左右自己的思想。

肾病治疗那些事儿

肾病包括急性肾小球肾炎、慢性肾小球肾炎、肾病综合征、慢性肾衰竭、肾结石、肾囊肿、多囊肾、糖尿病肾病、高血压肾病、紫癜性肾炎、狼疮性肾炎、小儿肾病、IgA肾病等，以血尿、蛋白尿、高血压、水肿等为基本临床表现。

另外，肾病还有肾盂肾炎，但肾盂肾炎的临床症状表现，中医以淋病论治，与肾小球肾炎有很大的区别。但肾盂肾炎如果反复发作，日久亦会导致慢性肾功能不全。有人见尿频、尿急、尿痛，经抗生素或中药的清利湿热药治疗缓解，但长期反复发作，随着年龄的增长，亦会见肾功能不全的表现。所以本文所论述的主要是肾

肾病种类繁多，病情有虚有实，治疗上有攻有补，不能泥于某一偏方专门治疗某一种肾病的观念。

不论哪一种肾病，都存在湿、热、瘀、虚（哪怕是急性肾小球肾炎虽说邪实不表现，但攻邪不能太过，以免伤正），只是在于某一方面的偏重问题。

小球肾炎。肾小球肾炎，有急性和慢性之分，但急性会转变成为慢性。

中医学上没有肾炎这一病名，针对临床症状的区别，散见于水肿、关格、虚劳、腰痛、淋证等病论中。笔者治疗肾病较多，现将个人见解整理成文。

虚、瘀、湿、热是肾病的核心。虚是元气亏虚，瘀是瘀血闭阻，湿是痰湿阻滞，热是病邪之热。不论哪处肾病，都有上述 4 种因素存在，哪怕是急性肾小球肾炎，也一样要考虑到虚和瘀的存在。

久病必虚，久病必瘀。补虚化瘀，是治疗一切慢性病的核心大法。但怎么补，怎么化瘀，这就要去仔细地考虑和分析了。

肾主藏精，肾又处于下焦，肾病以肾气不固和气机下陷为核心，所以治疗肾病，要以固养精气，辅以升提为要。《黄帝内经》对于治疗下焦之病，以"下而竭之"，指的是用通利的方法来治疗。下焦的病用通利之法，主要是针对下焦病邪盛实，急去病邪的方法，比如水肿严重，用茯苓、泽泻、猪苓、川木通、车前子等利尿药通利，严重的用商陆、京大戟、牵牛子等药性更猛的药来利水。利尿药是药性直向下行的，利尿药一是会使阳气下陷，二是伤阴伤阳，肾病本就是因为气机下陷不能升发，再用利尿药下利，只会使气机更陷不升，所以通利之法只能短时间的临时应用，而不能作为一种常规方法来治疗。从来没有一个肾病的患者是靠利尿药治愈的（当然西药的利尿药比中药更强，所以服用西药利尿，一样是竭下之法，一样是临时应用的治疗方法，而不是长久之计）。笔者治疗过很多面黧暗、形体干瘦、脉弦细弱偏数的精亏患者，都是过用利尿药而误治成重症。笔者的患者来自全国各地，患者大多久治不愈，看了很多医生，从患者带来的处方来看，现在治疗肾病的主要思路在于利尿或温阳利尿。

对于肾病的补，以补气固肾为核心，补气药用黄芪为主，见脉细再加党参；固养肾精以菟丝子、覆盆子、桑螵蛸等药为

利尿太过是时下中医界治疗肾病的一大弊端。湿、瘀、热互结，要有侧重的分消为治。

肾病治疗那些事儿

对于慢性肾病的治疗，用药不能太偏，因为补虚无速效之法，得有一个较长的时间过程，用药太偏，易使五脏失衡，加上医生治病过程中会有很多因素造成医患不能及时有效地沟通，用药太过易生变症。

要。养肾精的药，有些偏腻，比如枸杞子，笔者主要用于女性月经干净后或见脉象弦细者，应用时还得再加用苍术、厚朴、陈皮、半夏等药来运中，以免生湿浊不利病情。有些补肾药则偏温，主要应用于脉沉弱无力者，比如巴戟天、补骨脂、肉苁蓉等，应温肾阳药，得配合泽泻等药以制约，否则药热会和湿邪相合而使湿热更甚。虽说肾病多见于阳虚之人，但笔者对附子、肉桂等较少应用，因为附子和肉桂太燥，不能养精，反而燥精。如见患者阳虚很严重，亦会应用，但都是在润养的基础上酌用，以免伤精不利病情。另外，见肾病晚期的关格症、或水气凌心的心力衰竭时，要回阳，笔者亦会用大剂附子来振奋阳气，但亦不会久用过用，阳气一复，还是一样的恢复到用巴戟天之属。

促进气机升发的药，主要集中在风药。对于风药的应用很讲究，一是因为病情的寒热之区别而选择温性或凉性的风药，二是根据病情的临时变化进行选择。阳虚之人用温药，阴虚之人用凉药，这是中医治病的常理，但有时会有变化。比如患者在治疗过程中遇外感，此时就要加大风药的用量。如近来浙江下雪大降温，受寒湿之邪，外见风寒闭表，内见湿阻加重，此时就要加大风药的用量以散外邪，同时考虑到内湿的问题又要化内湿，紫苏叶就是一味很理想的药。笔者治疗见舌苔白腻的肾病患者，多用紫苏叶，一般用 10 ～ 15 克，但外感寒湿之时，会用到 30 克，如果寒邪严重，还会加生姜以发散，治疗 3 ～ 5 天，外邪一去，又恢复原来的用量。如果是育龄妇女的肾病，还要考虑到月经周期问题，在月经干净后几天内，因为经水下泄，精气亏虚，此时不用风药，以免动摇肾气根本，二来风药都燥不利精血生成，但排卵期过后，可以加大用量，以促进黄体水平。月经来了，这时要看患者的情况，如果患者气机下陷严重，则在月经期间加大风药用量，以对抗月经排药时的气机下行，如果患者瘀热太过，则去风药，以利排泄病

治疗肾病，不能单一局限于肾病，而要考虑人体的整体性和季节的变化等问题，不同患者、不同季节要区别对待。

123

肾病治疗那些事儿

邪（病邪可以通过月经期外排，因为血行一身，中风吃承气汤排大便以去脑中之邪，月经期间排月经也一样可以去肾中之邪）；如果患者气陷明显，又见行经不畅，则只有加大活血药，而不能减风药。这些临时的变化，一定要注意，中医治病是没有哪个效方能一吃到底不变动的。

活血化瘀是治疗肾病贯彻始终的一大法则。肾是一个过滤血液的筛子，充满了很多的毛细血管，全身的血都要通过肾来过滤，过滤过程中，把好的物质留下，不要的排到膀胱成为尿液，如果肾脏发生病变，就会形成紊乱，把好的物质（比如血和蛋白）排出，而肌酐、尿素氮等物质则不能及时排出。肾发生病变时，肾中的毛细血管就会阻滞，形成瘀血，所以治疗肾病，活血化瘀一定是贯彻始终的。

活血化瘀药很多，有弱有强，弱的有益母草、泽兰、丹参、牡丹皮、赤芍等；活血中等的有红花、桃仁、当归、川芎、鸡血藤、地龙等；活血强而猛的破血药有

> 每一疾病有一定之理，但变化要重视。治疗过程中要随着这些变化而微调，这样处方才能对症。

124

水蛭、三棱、莪术等。

肾病以虚为主，治疗得有一个较长的时间过程，所以攻瘀不能过急，不能过用猛药，攻瘀过猛，反生他变。笔者一般用药性较弱的活血药来通瘀，对于破血药从没用过。

湿邪是一切肾病的共同点，也不是说治疗肾病一定要化湿。但化湿不等于利尿。叶天士说"通阳不在温，在于利小便"，指的是湿温病，湿温病是时病，治疗在于攻，湿去则阳通，所以重点在于利小便。但肾虚是虚证，过利小便则使人更虚。所以对于肾病的湿来说，笔者觉得用化湿来理解较好。化分为气化和运化。气化之本在肾，运化之本在脾。补气固肾在于促进气化而使湿易化，另外还要考虑到脾的运化。

脾和胃处于中焦，为一身气机升降之枢纽，脾的升健在于胃的通降，而胃的通降根本又在于脾的健运升清。上文所说的补气升气机，已使脾之升发有力，所以运中在于运胃，所以笔者素以苍术、白术、

气化的核心在于气，气足才能化，气弱则不化。泥于字面理解气化问题，难以发现中医的核心根本。

肾病治疗那些事儿

人体内以气血周流全身，肾病的邪之出路，虽说以尿为主，但亦可通过大便、月经等方式外排病邪。比如用承气汤治疗关格重症，就是使邪从大便外排。

厚朴、焦三仙等药运中化滞，促进中焦气机的通畅不滞，使气机升降有序，则湿邪自消。

但对于利水药的应用要看具体情况，如果患者有明显的湿邪，还是要加用的，但量不要过大，不要选择药性很猛的逐水药。比如整个处方中，100克固肾药，加用20克泽泻，这样的方法，就是使湿去而不伤肾气。

另外利尿药多寒凉，见有热象之时，也可应用，使热从尿去。但病情一旦好转，需马上减少利尿药的用量。另外，对于育龄妇女患者，在月经期间的治疗很关键。现在很多中医师治病，一见女性月经期间都停止用药，不知对于体内有病邪的人来说，月经期间的攻邪，是最佳时机，治疗肾病也是一样。如患者水肿，在行经期间加大利尿药的应用，能使病邪速去，提高治疗的效果。

说到肾病的热邪，很多中医师会觉得不能理解，觉得不外在急性期间湿热明显时会有热象，但对于慢性患者，还有一些患者见明显的阳虚为患，不可能存在热象。这只能说明是对中医基础理论把握还不到位，对肾病和其他疾病的理解还不透彻。

瘀血日久会化热，湿阻日久也会化热，这是必然的。所以治疗肾病，一定要考虑到热的成分，千万不能死套《伤寒论》的温阳利尿法不知变通。古人教我们治病的规矩，不是叫我们去死套他们的成方。如果患者见阳虚只知道温阳，忽视体内的湿邪、瘀阻等病邪，过用温热药，反使药热和原有的邪热相合，病情变得更复杂。

对于是否有热的问题，临床上很好诊断。主要在于舌诊。患者如果全舌都偏红，这是热，只要看过《中医诊断学》教材的人都知道。但有些患者是舌的整体偏淡、胖，但舌面会有数粒火红的芒刺，这是血中伏热的表现，治疗得清透伏热，笔者会用益母草、桑叶、小蓟等药；有些患者整体舌诊是阳虚，但舌尖明显偏红，这是上焦有热，治疗得清泄上焦之热，使上焦之热下潜

病邪为身体内多余之物，必定会影响气血的畅行，所以攻邪同时一定要疏通气血，这样可明显提高疗效。

127

肾病治疗那些事儿

慢性肾小球肾炎的发展过程中，会因为人为因素而忽然加重，针对此种情况，要急攻病标。有人批评张子和的攻邪论，不要泥于张氏的那些病案，而是要重视他的攻邪理念。《伤寒论》中的少阴病篇都有急下三症，慢性肾病的急性发作，自然要以攻邪保命为要务。

于肾。见舌尖红的治疗，还要看舌根苔厚不厚，如果舌根苔厚腻，这是下焦有湿，可用桑白皮和泽泻合用，一般桑白皮的用量是泽泻的两倍，这两味药用于补气固肾的药中，能使上焦之热很好地下潜于肾。如果患者见气喘胸闷，则用葶苈子逐泄胸中之水气，上焦水气去则阳气下潜；如果舌苔是正常的，则用黄芩；舌整体淡红、苔薄，只是舌尖明显偏红，用麦冬；见心烦则用百合。这都是临床治病选药的一些精细之处，一定要细心对待。看似一个对证的处方没效果，往往就是这些精细之处不到位。

但辨别肾病的热，还要结合脉。数脉为热，这是书上所说的。但数脉主虚更多。数脉主热，要见脉实大有力的数脉，但就算是实大有力的数脉，也不一定表示热。如肾病后期的关格症、水气凌心等尿不能外排，病情越严重，则脉表现得越数实有力。中医学上有舍脉从证之说，指的就是这些特殊情况。

治疗肾病，见肾实有力而数，一定要

问患者的尿量，如果尿量偏少，就得攻水，强用利尿药。使体内的水气速去，缓解心脏的负担以保命。如果见脉实数有力而误诊为热，用清热药，这是要命的，切记。

而对于肾病的脉代表热，在于脉见沉细而偏数者，这样的脉象最多。极少数肾病患者脉象为浮数。如果一个患者见脉沉细而偏数，舌上又有上述的情况，治疗上得加大清热药。

肾病很复杂，哪怕是肾结石也一样的复杂，切不能一见肾结石就是海金沙、鸡内金、金钱草等套药为治。还是要从人体的整体观去对待，特别是一些重复几次通过医院红外线碎石治疗还复发的肾结石患者，更不能机械地套方治疗。肾病其复杂性在于热、瘀、湿等邪混合而成，治疗上切不能见一点而攻一点，要用分消的思路。如果单纯用利湿则伤阳而使湿反复；只攻瘀则徒劳伤耗精气；只攻热则用寒凉太过，阳气一损气化无权，病情反而更麻烦。

当然，肾病在发展过程中，因为患者

肾结石的病因颇多，治疗上要针对病因而治。有的因郁热而成结石，有的则是水源问题造成的结石。如果是水源的问题造成结石，就得净化水源，这才是治本之要。

129

肾病严重时一定要结合血透治疗。血透和手术一样，从中医上来理解是急攻邪之标，但不能单纯依靠血透，应配合中医进行综合治疗，否则易使元气不支形成坏症。

的饮食习惯、起居环境等因素，病邪不可能都是一样的偏重，有的偏于湿，有的偏于瘀，有的偏于热。如偏于湿的，湿邪明显的尿毒症，还是有必要配合血透，千万不能觉得寻找中医看病就一定要排斥西医的治疗。患者体内湿邪太盛，血透则是保命之法，千万不能放弃。但可以在血透的同时，配合中医治疗，使血透的间隔时间延长，直至不需血透。这和治疗类风湿关节炎一样，患者一直用大剂量的激素控制，如果中医接手治疗后停用激素，患者是受不了的。应在使用激素治疗的同时，配合西医治疗，慢慢地减少激素的用量，直至不用激素后，再用纯中医治疗。

他病引发的肾病

肾病，有原发的，也有因为其他疾病继发的。如紫癜、红斑狼疮、糖尿病、痛风等疾病都会引起肾病，这些疾病所引发的肾病和原发性的肾病治疗大不一样。治疗时当以原发疾病为核心，如糖尿病引起的肾病，血糖控制不住，要想把肾病治好，这是空谈。

但在治病过程中，权衡肾病和原发疾病的治疗侧重，这是很关键的问题，如果肾病表现严重，则急治肾，如果肾病表现不是很严重，则要以治疗原发病为主，这是一个大体思路。

人生病时，常常会并发数种疾病，治疗时要平衡处理。

出血必会留瘀，但引起出血的原因很多，比如气不摄血，治疗上重点在于补气，而不是止血。但治疗出血一定要化瘀，否则瘀血不化，病永不得愈。

◆ 紫癜

紫癜，通俗地说就是出血。主要临床表现为皮下出现皮疹（皮疹就是瘀血），发生在皮表，肉眼可以看得见，但胃肠、关节及肾脏等出血则肉眼看不见，所以很多患者都误认为紫癜是一种皮肤病。其实紫癜是属于中医的血证。虽说紫癜的出血有血管壁破损、血小板异常、凝血机制障碍等原因，但结果都是出血。出血必有留瘀，所以治疗紫癜一定要活血化瘀，瘀血不去，闭阻于脉络之内，则直接影响气机的运畅，造成百证丛生。

如果肾中毛细血管出血，则会瘀阻肾中的毛细血管，从而影响肾功能。这就是紫癜性肾病。

治疗紫癜性肾病，首要在于活血化瘀以治标，针对出血之因而治本。血不再出，瘀血得消，肾病自愈。但这也要看肾脏的损害程度，如果瘀血严重，肾功能已经明显受损，则要急治肾，使肾功能恢复，但同时一定要考虑到瘀血和出血的问题。

出血之因有血寒、血热、气虚、湿阻、血管老化等原因。血遇寒则凝，遇热则行。寒凝则血滞，所以见虚寒之人的出血，治疗重点以温阳补气为主，活血化瘀为辅。血热亦会引起出血，如外感高热会出血，这是热邪耗气伤津，津伤则血络失养变脆，加上气虚不摄血，所以见出血，对于外感高热的出血，清代温病学家有很详细的论述，如热入血分，治疗应凉血化瘀，用生地黄、玄参、牡丹皮、赤芍等药为治。气为血帅，血能正常运行于脉中，全赖气的统摄作用，对于久病之人，气虚出血是很常见的。湿阻会引起出血，这个问题很多人没有考虑到。要知道湿邪黏滞，会影响气机的运行，也会直接影响血的运行，血失运则瘀滞，瘀滞日久则会化热损伤络脉而出血。血管老化，脉络弹性下降变脆，主要见于手术失养、产后失养患者及老年人。笔者曾接诊一五六岁的紫癜男孩，在北京久治不愈，见小孩面淡而浮，舌淡胖，但舌上有芒刺数粒，舌苔水样滑腻，这是

瘀血是一种病理产物，会和他邪相合，并且易化热，所以治疗瘀血不能把目光局限于活血化瘀药。

133

他病引发的肾病

气阳两虚，水湿不化引起的出血。虽说患者还没有见肾病，但一样得重视出血问题。笔者用温阳运中化湿，再加益母草、当归、郁金等药，不久即愈。还有金华永康夏某，数年来不时会莫名其妙的见身上瘀青，于是去医院检查，诊为紫癜。治疗数年无效。一次家人见其脸上浮肿，按其脚踝见明显凹陷，于是去医院检查，诊为紫癜性肾病。2009 年到笔者处求治，见患者脉沉涩无力，两尺虚甚，这是气阳两虚无力运血。《金匮要略》说血不利则为水，但水不利亦血瘀，形成相互影响的恶性循环，此病例是很明显的这种病机。笔者用黄芪、鹿角片、巴戟天、菟丝子、泽泻、白术、陈皮、益母草、鸡血藤、红花、水蛭等药出入为治，旬日而安，后来患者按原方自行抓药服用，过了 1 年，患者的家属来金华找笔者治病，告诉笔者其父亲的紫癜性肾病早就痊愈。

对于紫癜性肾病，很多人会乱用止血药，如使用棕榈炭、荆芥炭等大剂炭药，不知出血必有留瘀，瘀血不化，病永不得

紫癜性肾病，是虚证，是瘀血症。虽说紫癜是一种出血病，但久病必虚，虚则无力摄血而出血，且出血留瘀会影响肾，导致患肾病。所以治疗上以补养和化瘀为要，而不是机械地止血。

宁。另外一种情况是见肾功能下降，则乱用利尿药，越利尿则气阳越伤，血越不得统摄。这种见病治病，只攻一点的治疗是不能把紫癜性肾病治好的。

◆ 红斑狼疮

红斑狼疮是一种免疫缺陷病，系统性红斑狼疮是红斑狼疮各类型中最为严重的一型。绝大多数患者发病时即有多系统损害表现，西医一般以激素治疗为主。

本病属于免疫缺陷病，但疾病所表现的则是严重病情。激素是一种免疫抑制药，用以抑制疾病的症状，从中医角度来说是治标之法。要知道免疫功能已经严重缺陷，再抑制，是越抑制免疫功能越差。因此，红斑狼疮是不可能通过激素治好的，只是把临床症状抑制住，让人感觉舒服而已。这和气血虚瘀一样，气血是引起瘀血的根本原因，用活血化瘀药治疗在于治标，让人觉得舒服，而活血化瘀药越用则气血

他病引发的肾病

红斑狼疮要从中医学的虚劳来理解，虽说临床表现不一，但总是因虚而成。

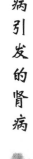

对于虚证的补养，要补还要养。补在于补充，养则不仅是医生在处方中疏调气机，还包括患者在日常生活中的调理。

越耗损，最终还是不能愈病。很多中医治疗心脏病，一个处方里十来味活血破血药，患者服药后感觉舒服，以为是神药，于是自行乱吃活血破血药，不知进行气血的补养，到头来反使心脏病病情更严重。用激素治疗狼疮肾也是这个道理。

笔者治疗十多例狼疮肾的患者，全部都取得理想的治疗效果。开始治疗时，激素正常服用，后来慢慢地把激素减量，直到最后不用激素治疗。因为狼疮肾的根本发病原因，从中医的角度来说是元气大亏，治疗得大补元气。

补气之本，在于肺、脾、肾。肺吸纳天之清气以扶阳；脾食地之浊以养阴；肾是元气藏匿的仓库。所以补气不是单纯服用人参、黄芪就为补，也不是单纯用巴戟、鹿茸就为补。补肺气可促进肺对清阳的吸纳；健运脾胃促进人体对食物能量的消化吸收；固养肾元，使能量封藏于肾中。这样三焦并调，对有瘀阻、湿浊之邪等进行祛除，使元气畅通不滞，渐渐的才能使元气得补，这才是真正的补养元气之法。但对于补益药来说，用大剂量生黄芪（1天用量50克以上）以治疗狼疮肾，效果显著，量一定要足，量少起不到治疗作用。因为狼疮肾的患者元气大亏，没有足够的用量是难以起效的。特别是长期服用激素的患者，要减激素的用量，黄芪更要用足。但中药的超大剂量应用，效果和风险是成正比的，用对了则效果良好。

笔者治疗肾病过程中，会询问患者发现疾病前的一些问题，如女性肾病患者，相当大的一部分是产后（或流产）失养造成的；小孩则是外感失治造成的，不论是产后还是外感引起的肾病，都是虚，所以慢性肾病，其实是一种虚劳病。而狼疮肾则比产后失养还要虚，所以应用补药的量要大。这是治疗狼疮肾和其他肾病最大的区别。

◆ 糖尿病

糖尿病是糖代谢失常的疾病，现代医

狼疮性肾病者要大补，即使临床检查已经治愈了，但只要脉诊上还见脉弱无力，还应巩固治疗，此点非常关键。很多患者见医院检查指标正常就以为病愈，心疼钱财不去巩固治疗，病情还是会反复。中医诊病有中医的标准，有人说中医没有标准，这是一些不懂中医的人乱说。

他病引发的肾病

学的病理学认为糖代谢失常是由于胰岛素分泌缺陷或其生物作用受损引起。但从中医角度上来看，不外是以脾虚失运为核心根本问题。

糖是黏滞之物（比水湿还要黏滞），阻于脉络则会严重影响血液的运行，造成身体组织营养缺失，所以糖尿病长期存在的高血糖，会导致各种组织（特别是眼、肾、心脏、血管、神经等）的慢性损害及功能障碍。

对于糖尿病的认识，现在中医界几乎把中医的"消渴"和糖尿病划上等号。消渴病名最早见于《黄帝内经》。其中在《素问·阴阳别论》中提到"二阳结为之消"。《素问·奇病论》中有"肥者令人内热，甘者令人中满，故其气上溢，转为消渴"。二阳是指阳明胃，又说"甘令人中满"的大吃大喝，也就是说消渴是因为大吃大喝，使热结于胃而成。但《金匮要略》中又说消渴是脉浮而迟的营卫两虚，并用肾气丸

糖尿病不是糖太多，而是体内的糖不能正常的转化应用，所以糖尿病的患者反而常见低血糖的表现。所以治疗糖尿病引起的肾病，根源在于糖的运化问题，这个问题不解决，肾病是治不好的。

来治疗。到了金元时期，刘守真作《三消》，则专事于热。于是现在研究糖尿病以阴虚有热为发病基础，治疗上也是以养阴清热为主流。但笔者从没见过哪个糖尿病患者是通过养阴清热治好的，反而是经过养阴清热治疗后越治越严重。从中可以看出，中医的消渴和现代医学上的糖尿病并不是同一回事。

有人说六七十年代的糖尿病是饿出来的，而现在的糖尿病是撑出来的。六七十年代，民众没饭吃，很少有像《黄帝内经》中所说的"肥者令人内热，甘者令人中满"的富贵人家。所以治疗糖尿病，要从糖代谢这个核心问题去理解。

脾主运化，运化是指运和化两方面的问题。现在很多人学中医，一说到脾就说运化，而对于运化则不去深究。其实运是运，化是化。运是动起来，化是把团结化开，比如饭吃到胃里是一团结，要运起来才能把食物的团结化开。

人过饥或过饱都会伤脾胃，脾胃伤则

血糖的升高，和饮食、运动关系很大。饮食是补充能量，运动是消耗能量。补充太过，消耗太少积于体内则形成病邪。而六七十年代亦患糖尿病，在于过饿伤脾，脾伤则不能运化糖而使血糖增高。不论是食太过还是饿太过，都会伤脾，所以治疗糖尿病在于促进脾胃的运化问题，这是核心问题。

他病引发的肾病

糖为黏滞之物，留于血中不化则血会瘀滞，瘀滞则化热，加上很多人对刘守真的"三消论"理解不透，才会用寒凉药治疗糖尿病。

失运失化，从而使糖分在体内不能转化为其他物质。所以治疗糖尿病总离不开脾胃。至于说到有热，这是必然的，糖分这么黏滞的物质阻滞在血中，血行不畅自然会化热。但这热不是虚热，是邪实所化的热，治疗上不是以清热为主，而是要以运化为主。

脾的运化能力，原动力来源于肾气，肾气亏虚则脾不能运化，中医界先贤曾把脾比喻成锅，肾气比喻成锅下面的火。如果锅下面没火则锅里的饭不会熟。所以当糖尿病发展到肾病并发症时，则病情已很严重了，这个过程是一个渐进的过程，不是一天两天形成的。也是因为血中的糖分持续不能下降，影响了肾中脉络的血液运行（西医学称为微循环障碍），这才是糖尿病并发肾病的发病机制。

如果糖尿病初期的治疗，用养阴清热的方法来治，只会更伤人的阳气，脾的运化功能会更差，又怎么能治得好糖尿病呢。有人说用天花粉可治疗、有人说葛根可以治疗，这两种药有止渴的效果，不是治疗糖尿病的专药。

笔者行医过程中，很多患者都不是因为糖尿病前来求治的，但后来都见血糖下降至正常。这就是平衡五脏、疏通三焦，使脾胃的运化功能正常化，从而把血糖运化掉。

但说到糖尿病发展到肾病的程度，说明肾中的脉络已经瘀阻很严重，所以治疗上，一定要重用活血化瘀。久病及肾，所以还要固养肾气。

病邪总是往虚处去，糖尿病严重了，哪里虚就损哪里。比如眼虚则损眼，肾虚则损肾。所以糖尿病引起的肾病，根本在于肾虚。肾为气化之源，脾为运化之本，治疗糖尿病肾病，核心在于补肾运脾。就算是病邪很严重，攻邪要猛攻，也要在补肾运脾的基础上进行，离开这个核心根本去攻邪，必成坏症。

他病引发的肾病

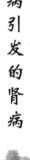

看懂化验单

医院化验单能帮助我们更好地理解疾病的本质，但要用中医的思维来对待化验单。把化验单上的数据用中医思维归纳分析，从中找出规律，这很重要。

患了肾病，总是要去医院确诊，所以对化验单的认识很重要，这能判断疾病的程度以及相对应的治疗方法。从中医的角度来分析医院实验室里的化验单，这是一个很关键的问题。

治疗肾病是否有效，关键在于医院化验单上的数据变化。所以有必要对肾病诊断的化验单从中医的角度进行分析，找出这些数据的规律，只有找出其中的规律，才能更好地指导中医治疗肾病。

从医院诊断化验单上的内容来看，肾病主要的化验内容有尿蛋白、尿隐血、尿肌酐、尿素氮、尿管型等。这些内容的数据变化，都代表着肾病不同的变化。

◆ 尿蛋白

蛋白质是人体的必需物质，当肾脏出现障碍时就会出现蛋白尿。尿蛋白持续阳性，往往代表肾脏发生了病变，故临床可依据尿蛋白阳性的强度来判定肾病损伤的程度及肾病治疗的效果。

尿蛋白从中医上来理解，主要见于肾气不固。

肾主藏精，蛋白是人体的精微物质，会下漏，主要是肾的封藏功能下降或气机下陷造成。升清才能降浊，当人体气机升发不利时，病邪就会下陷于下焦，时日一久，就会直接损害肾脏，从而固不住蛋白。打个比喻，肾是筛子，蛋白是要过滤的物质，当筛子的洞变大了，于是蛋白就漏掉了。治疗要补洞（固肾气）、升发气机（补气升阳），肾病中尿蛋白的出现，是一个较长的病变过程，久病必瘀，一定要活血化瘀。笔者用生黄芪、葛根、菟丝子、覆盆子、巴戟天、益母草等药为核心用药进行组方，根据中医诊断的变化进行调整处方，治疗单纯见尿蛋白的肾病，效果理想。如

看懂化验单

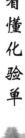

见舌苔白腻、脉象黏滞的浊脉而偏沉，这是阳虚有湿，加干姜、补骨脂、紫苏叶、藿香等药；如见舌上瘀斑明显，脉见涩弦之象，这是有瘀，加丹参、红花、地龙等药；如见脉弱无力，神疲气短、动则气喘，这是气虚，则要重用生黄芪。

◆ 尿隐血

正常人尿液中无红细胞，在剧烈运动、重体力劳动或久站后尿中可出现一过性微量红细胞，这种情况属正常。尿液中经常出现较多的红细胞，则要去检查了。

尿隐血，主要在于气虚不摄血和气机下陷，治疗上在于固肾补气，促进气机的升提。

气为血之帅，气的主要功能包括生血、行血和摄血。尿中有红细胞，这说明是出血，主要以气虚不摄为核心问题，所以治疗尿隐血，一定要以补气为主。因为血从下泄，这是气机升发无力，所以补气之时还得酌加风药以促进气机的升发。出血必有留瘀，所以治疗尿隐血，一定要活血化瘀，而不是去止血。

很多中医师，一看到化验单上的尿隐血，动不动就用生地等凉血止血药和各种炭药，不知出血是离经之血，不是人体正常的血，瘀血阻于脉络中，久久不能化掉，反会化热而进一步伤肾中的脉络。另外因为肾中脉络瘀血久存，使肾中的血管壁失去营养而变脆，而易引起出血。所以补气活血是治疗尿血的关键，而不是乱用止血药。

因为瘀血内阻，治疗时一定要考虑到瘀血化热的问题，哪怕患者是见阳虚之证，也一样要考虑到瘀血会化热。因为人要活着，就必须要有阳气，如果阳气全无，则是死人，所以瘀血是会化热的。治疗时，如果见患者舌上有芒刺，虚见虚数，这是有热，得加大清热药的用量，特别是加大具有活血化瘀，又有清热作用的药为好，如丹参、郁金、益母草、赤芍、牡丹皮等药。哪怕患者见整体舌淡，患者的面色也偏淡，平时畏寒肢冷的阳虚见证，治疗时虽说要以补气温阳为主，但同时还是要加

瘀久入络，动物类活血药比植物类的活血药效果要好，对于长久性的尿隐血，可用地龙等虫类药搜剔。

看懂化验单

重清热药。如果单纯温阳为治，药热会和瘀热相合，反使尿隐血加重。

另外还要考虑到湿邪的问题，肾主气化，肾虚之人气化不利，体内多有湿邪阻滞，只要见舌苔滑腻，就一定要化湿，湿不去，则血黏滞不畅，单纯的补气活血治疗往往无效。

虽说湿和水是同一物，也如雪和雨一样，都是水，但雪已成固体而雨还是液体。所以湿邪和水邪是有区别的，治湿邪和水邪也一样有区别。区别湿邪和水邪主要在于区别舌和脉。湿邪是水气，见舌苔多以黏腻或黏滑为主，脉象上则见黏滞感的浊脉，治疗上在于燥化和芳化，用苍术、厚朴、紫苏叶、藿香、佩兰、石菖蒲等；水邪则见舌苔是水样的滑苔，脉则是以弦脉为主，治疗上在于渗利，比如用茯苓、泽泻等药。如果患者舌苔腻，脉弦，多是湿邪和水邪兼有，但以湿邪为主，治疗则以燥化、芳化、渗利为主，但渗利药用量不要太大，因为尿隐血（包括尿蛋白）是人

人体内水湿的气化要升降正常，升清才能降浊。肾病，疾病部位处于下焦，总是因为气机升发不足为本。所以对于肾病的化湿不能单纯用利尿药，一定要考虑气机的升发。

体的气机升发不利造成，如果渗利药过用，反使气机更下陷，不利于病情好转。

治病是一个细活，决定治疗效果，往往就在这些细微之处得力。但有时患者今天吃这药方效果很好，明天就没有效果，这是因为患者的身体情况发生了变化。如患者受寒，则不利气化，于是水湿之邪就更严重，于是原来的药力就不足以胜病了；如果患者吃了烧烤、油炸、油煎等火气重的食物，则会使原来的湿邪化热，治疗上就要加清湿热的药才能取得效果；如果患者吵架，心情不好则气机郁滞。血水同源，气行则血和水行，气滞则血和水滞，所以心情郁闷了则又要疏调气机，使气机畅达才能取效。因为病情时时在变，所以治疗上的处方也一样要时时变化。

情绪对人体五脏的气机运转影响很大。对于慢性肾病的治疗，以患者情绪平和为要。

看懂化验单

◆ 肌酐

人体内的肌酐主要是由肌肉代谢的肌酸产生，肌酐通过肾脏排泄到体外，血清肌酐的浓度变化主要由肾小球的滤过能力来决定，滤过能力下降，则肌酐浓度升高。一般情况下，由于人体的肌肉量相对稳定，如果两个肾脏都正常，那么只要一个肾脏发挥功能，血肌酐就能维持在正常水平。也就是说，肾脏损伤程度达到整个肾脏的50%以上时，才会引起血肌酐升高。因此，血肌酐升高表示肾功能已严重损坏。

因为肌酐过多地留于体内，尿排量减少，于是血液流动时对血管壁的压力就大，大脑的压力也相应会加大，所以肌酐过高的人，大多会见恶心、呕吐、头晕、气喘、高血压、高度浮肿等身体其他症状。

现在医院里治疗肌酐过高多以透析治疗，透析治疗对于降低肌酐效果很理想，所以对于中医接手治疗肌酐很高的患者，如果患者是以透析来维持生命的，在中医治疗之初，还得重视透析。但透析是一种治标之法，对肾脏的病变还是没有改变的，所以如果长时间不透析，肌酐就会迅速回升，甚至升得比原来值更高。但长期透析，肾脏长时间不用则功能会下降，随着

化验单中肌酐过高，从中医角度理解为湿热，性黏滞，治疗上要分消。

肾功能的逐渐下降，透析也会越来越频繁，到最后只能进行肾移植。所以治疗肾病，千万不能过分应用透析，而是要把核心问题落实到改变肾脏的功能上来，如果肾脏对肌酐滤过的能力不能提升，依赖于透析，这治不好肾病。透析过程中，虽说把肌酐排出体外，但要知道，肌酐是有形之邪，人体内的元气是无形的，得依附于有形的物质之中，排掉肌酐的同时，也一样使人伤元气。常听到患者说透析后人会觉得神疲无力，这就是因为元气损伤。所以治疗透析的肾病患者，一定要重用补气药。

肌酐是肌肉在人体内代谢的产物，如果患肌营养不良等虚损病，则使人体的肌酐产生过低。如肾功能不全的虚损患者，也会见血清肌酐水平过低，所以无论血肌酐偏低或血肌酐偏高患者都应引起重视。

血清肌酐升高，在中医角度如何理解和治疗，从临床上来看主要是因为湿热阻肾，治疗以清利湿热为主。

记得2014年到2015年期间，一药店

有形之邪，虽说是多余的病理产物，但亦载元气，所以攻有形之邪，一定要在补益的前提下进行。

看懂化验单

医
道
传
真
·
壹

临
证
杂
谈

对中药的应用，不能泥于教科书，而要从中药的整体治疗性能和效果上与病机进行配对。

坐堂中医师，分析笔者的治疗处方，见笔者治疗内外妇儿科的疾病，均是用一些很普通的中药，只是有些调整，很疑惑。因为一般的中医师看患者的处方，都是以《中药学》和《方剂学》的内容为依据，如看到处方中有独活、威灵仙等药，就断为此方是用于治疗风湿关节病；见四物汤为基础方则断为妇科调经药；见有瓦楞子、海螵蛸等药则断为治疗胃酸。一次此医生问笔者怎样治疗尿蛋白，笔者告诉他尿蛋白是因为肾气不固、气机下陷，治疗得固肾补气、辅以升提为核心，笔者大多重用葛根，于是他觉得葛根是笔者治疗尿蛋白的一味专药。于是笔者告诉他，葛根升发气机在于其气味薄，因为葛根还有很好的通络效果，肾病脉络瘀阻，所以用先葛根。到了 2016 年，此坐堂中医师回兰溪自己开了药店，接诊的肾病患者中，对单纯的尿蛋白患者都能在 1 个月之内控制得不错，但对血清肌酐过高患者的治疗则束手无策。此医生问笔者："肾是过滤器，但为什么有的患者血清肌酐很高，尿蛋白也很高。但从肌酐和蛋白的分子大小来比较，蛋白的分子量要比肌酐大，为什么这个过滤器把分子量大的蛋白漏掉了，反而留下分子量小的肌酐。"笔者回答："把一个筛子先弄湿，再去筛沙子，是不是大块的沙子漏下去，而细的沙子反而会粘在筛子上。因为肾中湿邪阻滞，所以块头小的肌酐反而会粘着过滤不掉，治疗在于清利湿热。"对方还问笔者具体的用药，笔者告诉他一般会用金钱草、垂盆草等清利湿热且有解毒作用的药，而少用泽泻等渗利药。此人回去后，于处方中加用垂盆草30克，患者服药半个月见血清肌酐水平明显下降。对笔者说："我以前看你治疗肾病，会用金钱草、垂盆草等药，一直弄不明白为什么，患者又没有结石，又没有见肝功能不好，为什么会用这些药，原来是用于治疗湿热。"

学中医，千万不能被书本所局限，肝炎是肝中湿热，垂盆草能治，那么身体其他地方的湿热也可用其治疗，笔者有时还

治病有同病异治，有异病同治。同样的疾病，因为病机不同，治疗就不同；不同的疾病，相同的病机，就可以用同样的治疗思路。

看懂化验单

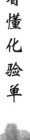

会用垂盆草治疗痤疮，目的也是为了去湿热。

◆ 尿素氮

尿素氮是人体蛋白质代谢的产物，和血肌酐一样，在肾功能损害早期，血尿素氮可在正常范围。当肾小球滤过率下降到正常的 50% 以下时，血尿素氮的浓度才迅速升高。

化验单上不同内容表达不同的疾病机理，中医治病时要将化验单与中医的四诊合参。

虽说肌酐和尿素氮都是因为肾的滤过功能下降造成，但从中医角度上来看，造成肾的滤过功能下降，是有区别的。笔者治疗肾病患者较多，从患者的检查报告单上分析，有的患者只有肌酐高，有的则只有尿素氮高，有的两者都高。

这个问题使人陷入了沉思，为什么会有这样的区别。肾的滤过功能下降，原理都是因为肾微循环障碍引起，那么引起肾微循环障碍的因素有哪些。笔者把每位患者的处方进行了分析。笔者将患者的症状详细记录，如见肌酐高的患者，舌、脉及其他症状如何；见尿素氮高的患者，舌、脉及身体的症状又如何；两者都高患者的舌脉和症状又有什么不同。于是得出一个从中医角度理解这些检查内容的数据。肌酐高是湿热为主造成肾的微循环障碍，而尿素氮高是气阳两虚的气化不利造成。看到了很多官方医生用越婢汤、越婢加术汤、五苓散、真武汤等温阳化气的思路治疗肾病的论文，也看到一些权威专家用这些思路治疗肾病的成功案例。但笔者所接手的患者中，有些患者用这些思路治疗肾病则无效果，特别是针对肌酐的问题，用温阳化气的思路治疗，几乎是无效的，而权威专家所治的成功病例，从患者的体征和症状上来看主要都是集中在气阳两虚的气化不利方面。有病案还详细地记录着检查报告的内容和数据，主要都是集中在用温阳化气治疗尿素氮。

可见学习中医，不论是成功的病案，还是失败的病案都值得我们去认真对待，

看懂化验单

多学习其他医生的成功案例，再把这些成功案例进行归纳分析，找疾病的规律，这是学习中医的一条有效途径。

别人失败的治疗方法一定要重视，当年笔者师父叮嘱笔者要"师百家之长"，还为笔者推荐了针灸师父吴中朝。但师百家之长的同时，也要考虑百家之短，因为世上无完人，医生是人，世上亦无完美的医生。

千万不能只看成功的病案，对失败的病案一定要弄明白为什么会失败。有些患者找笔者治病时，已经看过很多医生，患者也很有心，会带来一沓厚厚的处方给笔者看，笔者都会认真地查看，并且认真听患者诉说吃哪个处方的感觉好，哪个处方的感觉不好。有些处方笔者认为是对证的，但患者却说无效，笔者则会追问患者在服那个无效处方时，是否吵架、是否过食生冷的水果或冷饮、是否感冒等情况，以进一步了解这些处方，对患者的病情也有了进一步的认识。所以千万不能听患者说服某个处方无效果，就否定这个处方。因为在治病过程中，医患要相互配合才能达到更好的治疗效果，患者的饮食、情绪等情况是会直接影响治疗效果的，如果是因为患者自己的因素造成无效，接手治疗后，则要叮嘱患者一些日常注意事项，这样才能提高疗效。

至于说到肌酐和尿素氮都高的患者，是阳虚湿热，阳虚和湿热应同时治疗。笔者治疗肾病时，会用金钱草、车前草、垂盆草、泽泻、紫苏叶、藿香、干姜、苍术、厚朴、巴戟天、益母草等寒热错杂的思路组方，就是针对这种肌酐和尿素氮都高的患者。

疾病是一个很复杂的问题，治病也是一个精细的活，切不能对中医理论的概念有些了解就认为懂了、明白了。中医治病讲究三因制宜，医院实验室检查报告为我们提供了对疾病微观的诊断，使人们对疾病的理解能更深入，应把这些信息融入到中医的辨证体系中。

实验室的微观数据，能弥补中医学的宏观辨证，有必要相互结合。中医师千万不能把目光局限在三根手指上。

155

看懂化验单

聊聊肾病并发症

人是一个有机整体，相互之间会影响，一处患病就会处处患病。所以诊病及治疗时一定要考虑到人的整体观念。

肾是人体重要的器官，全身的血液都要通过肾来过滤，把好的物质留下，代谢垃圾则形成尿液排泄。如果肾脏发生病变，就会使肾的过滤功能发生紊乱，使红细胞、蛋白质等人体重要物质外排，而肌酐、尿素氮等物质滞留。

血水同源，肾的过滤功能紊乱，体内的水邪就太过，血容量就增加，心脏的负担就加重。所以肾病后期的患者，最常见的就是心力衰竭、咳喘、痹症。

有些人，泥于教科书上的脉诊，见脉实有力而数，以为是元气充足，不知这是肾病严重到心力衰竭的程度，体内的水邪越重，脉就越有力，跳得越快。治疗在于急泄水邪之标，邪去则正安，所以下药得果断。但逐泄水湿之邪，必定会耗损元气。因为气是无形的，得依附于体内有形之物，水湿之邪虽说是病邪，但亦是有形之质，一样是元气的载体。攻邪，一定会伤元气的。《伤寒杂病论》中的很多方剂，都体现了扶正和祛邪的统一精神。比如麻黄汤用炙甘草和桂枝扶阳，麻黄和杏仁宣利肺气以祛邪；真武汤以附子扶阳，利水药攻水。

对于肾病并见心力衰竭的情况，患者主要见胸闷、气喘不得卧、全身肿胀、尿少等症状。此时的治疗，在于快速把体内的水湿之邪排出体外，所以利尿药是必用的，如泽泻、茯苓、猪苓、木通等药，用量还要重。如果患者体内的水邪过甚，还可以用葶苈子、大戟、牵牛子等逐水药进行逐水。但逐水是治标，逐水的过程会耗伤元气，慢性肾病的患者，都是以元气大亏、气化不利为核心问题，所以肾病见心力衰竭是元气大亏、病邪大实的表现。攻邪则伤正，扶正则邪不能祛除，这是治疗

心力衰竭是肾病最常见的并发症之一，因为气化不利，所以治疗上要用大剂补气温阳药来促进气化。

157

聊聊肾病并发症

肾病心力衰竭的最大难题。

所以对于肾病心力衰竭的治疗，处方上是大开大合、大补大攻的路子，如果还来个杂方，这是杯水车薪。笔者一般以生黄芪、菟丝子、附子、干姜这样一个变通的四逆汤为核心用药，《伤寒杂病论》的四逆汤是由炙甘草、附子、干姜组成，但这样的组方，对于肾病引起的心力衰竭治疗效果不好，一是炙甘草太腻，不利水湿之邪的祛除；二是补力不足，病情到此地步，元气大亏，甘草的补力太弱，难以胜重任，得以大剂生黄芪为主药，大补三焦元气，再加附子、干姜温阳，这样气阳足才能促进气化。肾为一身元气的根本，得固养，所以再加菟丝子固肾养精。另外再以厚朴、焦三仙等药运化中焦，使气机升降的道路畅通不滞；用益母草、当归等活血药，行血以通气，气行则水行，进一步调动体内水湿之邪的畅行；茯苓、泽泻等利水药通利湿浊之邪；再酌加一味风药升提气机，使处方形成一个升清降浊的整体组合，这样才能使体内的湿浊之邪得以气化

医道传真·壹

临证杂谈

组方上以味少量足为原则，如果药味多则药力分散，不能治疗重症。

158

开，排出体外。

上述是理论上的讲解，而临床实际治疗还是有很大变化的，如有的肾病患者外感后形成的气化不利，就要加大风药以散外邪；如果是育龄妇女患者，处在月经期，见有月经瘀滞还得攻瘀；如果是更年期的女性患者，还要考虑到更年期综合征的问题。另外还有长期的水温之邪闭阻体内，形成严重的水瘀互结，还有化热的表现，治疗时还得行血透热。这些实际问题都要去面对，如果见水邪只知道攻水，患者元气不支，只会使患者速死；如果不去考虑患者的其他实际情况，也一样治不了病。因为人是一个有机整体，不能单一去考虑某一个问题，治病一定要从生命的角度去考虑疾病的问题，而不是见病治病。

在肾病的治疗过程中，存在很多的误治情况。如过用利水药，中药用利水，西药也一样用呋塞米等利尿药。经过利尿药治疗过的患者，更是麻烦。患者见舌体干瘦，形体干瘦的肾精亏虚情况，针对此种

肾病并发心力衰竭的邪，是水邪，攻邪在于利水。但不能单纯利水，得在大剂补气温阳的基础上进行。这是一个大的原则，另外要针对患者的个体差异进行适当的调整。

聊聊肾病并发症

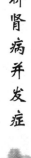

情况还得加用枸杞子等润养的药来养精。但对润养药的比例和化湿药的比例得有较好的把握，如果润养太过则有碍水浊之邪不去，如果过用利水化湿药则更伤肾精。

一部《伤寒论》，其中70%所论述的都是针对水气病的问题，针对体内过多水浊之邪的外排，最主要的方法是通过利尿，另外还有呕吐的方法，但目前呕吐方法应用得较少，主要是因为患者不太理解。还有一个主要的方法就是通过发汗的方法，使体内的水湿通过汗液外排，一样可以达到理想的治疗效果。

治疗肾病心力衰竭，主要通过利尿的方式进行，但也有些患者严重到不能通过利尿的方法治疗，此时可以用发汗法来治疗。发汗，不是吃麻黄汤或中药处方里加麻黄就叫发汗，而是通过治疗，使体液以汗液形式外排。2008年冬天，笔者诊治一肾病患者，因为患者的元气已亏虚到极致，不能血透治疗，笔者以大剂生黄芪为主药，再配合紫苏叶等药，用中药液泡澡，患者

患者对中医治病的理解，主要源于中医师的治疗方法，如果见某医师的治疗方法不同于原来的中医师，心里就会犹豫，这是人之常情。

泡澡后汗出而救命。

说到利尿方面，西药的甘露醇是常用之药，对于中医诊为"水气凌心"的心力衰竭治疗，西医都是以甘露醇快速滴注。甘露醇对于攻水救心方面，主要在于攻，而无补益作用，因为是攻水猛药，伤元气的副作用也大。对于严重的水湿之邪，可以用中西医结合来治疗。攻水之猛，西医较快，甘露醇一用，马上就见效，但中医方面得用大剂的补气温阳药，使人的气化功能得以恢复，这才是治本之要。等到病情开始缓解后，马上停用甘露醇，而用中药治疗。

有利尿作用的中药有很多，有强有弱，强的称为逐水药，较弱的称为利水药，教科书《中药学》中分得很详细。应用上自然是邪重用逐水药，邪轻用利水药。但利水必定会伤阳，所以利水法是应急之法，不是治疗肾病的常规之法，这一点一定要切记。

攻水之要，不是见水就用利水药，而是要考虑到身体整个生命功能问题。水邪的外排，主要动力在于肾气，所以水邪重

危重症，有时单纯用中医治疗难以取效，得中西医结合，但中西医结合不是简单的中药加西药，而是要依据中医学的生命原理来配合应用。

161

聊聊肾病并发症

的患者，没有肾气不亏虚的，所以固养肾气，是治疗水湿之邪的核心根本；脾的升清和胃的降浊，是一身气机升降的枢纽，对于水湿之邪来说，一定要使气机的升降有序，清阳得升，湿浊之邪才能降，所以健运脾胃是治疗水湿之邪的制化核心。另外，血水同源，气水一体，水停则气血郁滞不畅，所以治疗水湿之邪，一定要活血理气同时结合，单纯攻水往往效果不好。

《难经》中说，损心要调营卫。心主血，得要有血养，心才能发挥正常的功能。病情到了心力衰竭的地步，人的气血营卫是必定大亏，所以要时时扶正。笔者治疗这类患者，原来患者的脉象是弦劲有力的弹指，随着心功能的好转，脉象会转弱，等到患者的危险期过了，反会见沉细弱脉。脉证不符是大病，患者本就元气大亏反见弦劲脉，这与病证不符。见脉象变得沉弱无力，这才是符合病证的常脉。如见脉象见缓，就要以大剂扶养精气的药为主，用药量得果决，量少则患者体质难以恢复。

治疗危重症，脉诊的意义很大，在治疗过程中，不时诊脉能更好地把握病情。

咳喘，是肾病的一个常见合并疾病。肾为气之根，肺为气之主。肾病之人，肾气亏虚而不能纳气，于是肺之气就弱。虽说肾病体内水湿严重的患者会见气喘，但到了肾病后期，很多水湿之邪不明显的患者也见稍稍活动下就气喘不已的情况。这就是肾不纳气，治疗根本在于固肾以纳气，气之根本得固，肺才能主气。

但咳和喘是不同的。咳是气机上逆，喘是感觉胸闷气不够用，要快速的吸气才会舒服。对于肾病的咳和喘，有虚和实两方面的问题，主要问题是肾气亏虚不纳气，次要问题是邪实上逆扰乱肺的气机。

心力衰竭会喘，但如果咳和喘同时并见，这是肺和心都受损。肺吸天之清阳以扶卫，心运血得以肺之气为先决条件，如心肺复苏，要按压胸部还要对患者的肺里吹气。吹气就是为了使患者的肺有气可用而能促进心动和行血。所以，对于肾病见咳喘的患者，一定要清宣肺气，肺气清宣才能更好地吸纳阳气为心所用。

肾病并见喘，一定要区别虚实问题。比如患者素患哮喘病和慢性肾病，天气忽然降温会马上诱发哮喘，并且很严重；有的则是因为水气凌心的喘，见喘息不得卧；有的则是没有明显的水湿之邪而喘，这多见于肾不纳气。

聊聊肾病并发症

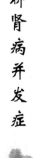

身体一处之病，一旦严重会引发其他疾病，并且临床上并见，对于此种情况治疗上要兼顾。原来的痼疾严重治疗上则以针对原病为主，如果并发症严重，治疗上则针对并发症。

对于宣肺的问题，很多人会理解为用辛味药，因为《黄帝内经》中讲到辛入肺，但要知道《黄帝内经》在五脏治疗方面，还讲到用酸收肺气，另外从古到今针对宣通肺气的用药，都以麻黄、杏仁、桑白皮等药为主，这些药的气味都是清淡的。而地黄、枸杞子、黄精这些气味厚滋腻的药则是以养肾精为主。学中医对古人所说的一些问题，要仔细、多方位、多角度地分析，才能做到真正理解，而不是一听说要宣通肺气就用麻黄。

说到麻黄一药，在治疗肾病方面是很常用的，因为肺气宣通可以使水湿在体内畅达，利于外排，但有些情况是不能用麻黄的。如心跳加速的心肺衰竭患者，一用麻黄，患者的心跳会更快。对于这种情况，是因为现代中药成分研究显示麻黄中含有麻黄碱，但是对于肾气亏虚的老人，吃了补中益气丸也会有心跳加快，两颧潮红的表现，可补中益气丸中并没有麻黄碱。所以单纯以某一种物质来理解中药是不对的，应从人体的气机运转来理解中药的治病原理。麻黄有升提气机的作用，一用麻黄气机就会向上升提，患者的肺和心会在短时间内有较多的阳气来运转，所以才会见心跳加速（补中益气丸误用于肾气亏虚的老人也是一样的道理）。所以对于要升提阳气，又不能太过，就要考虑到清肺的问题，有时笔者会用黄芪、紫苏叶、桑白皮、杏仁这样的组合来治疗肾病见咳喘，就是升提气机的同时以防太过，用桑白皮和杏仁来制约一下，并且这样的组合又有很好的化湿利湿效果。但对于形体干瘦、舌偏瘦的患者，则加用枸杞子、桑螵蛸、麦冬等药，而升提气机方面也不用紫苏叶，而是用葛根，取其气轻能升的作用。

慢性肾病患者皮肤溃烂的情况不少，有的被蚊子叮后就不愈合。这主要是人体气血不足，局部没有足够的营养来修复，所以溃烂就难以愈合。这种情况和糖尿病引发的皮肤溃烂原理一样，都是气血郁滞不通，身体亏虚，能量不能供应到溃烂的局部。

肾病并发肺病，治疗选药要考虑到每一味药的特殊性。

165

聊聊肾病并发症

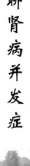

治疗这样的皮肤溃烂，一定要用活血药和风药，用中医外科学中的托法。托法的基础是扶补元气，再用些风药使邪外散。

对于慢性肾病患者的皮肤溃烂，不论怎样，一定要考虑到伏热的问题。哪怕见溃烂的局部颜色偏暗，患者的舌淡暗、脉沉弱，也一样要考虑到伏热。切不能过用温热药。因为久瘀必有伏热。如见患者是阳虚湿阻的皮肤溃烂，治疗上很麻烦，主要是对于温热药和散热解毒药的应用比例很难把握。温热药太过则患者药后会见红肿，溃烂会加重；如果用药过阴则损阳气，不利气化。要把温阳药和散热解毒药用到恰到好处，这是很考验医生水平的。因为患者的情绪、饮食等都会直接影响到病情的变化。有些患者，今天吃这个药方效果很好，明天降温下雨，病就会马上变化，同样的药方不但没有效果，还会见副作用。于是笔者想到一个妙招，就是汤药上取一个大体的处方，针对不同的情况变化，及时加用某一中成药纠正。

治病时，如果医生不能及时把握疾病的变化情况，不了解患者生活方式的话，开处方时不能开死，得留有余地，针对病情的变化可以适时调整治疗方法。

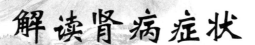

解读肾病症状

◆ 水肿

水肿是肾病最常见的症状之一，但有水肿并不见得一定患了肾炎（如妊娠水肿、久咳之人的水肿等，都不是因为肾病而发生水肿），而很多肾炎患者也不见得会有水肿（很多肾病患者因过用利水药伤了肾精，不见水肿反见形体干瘦）。所以治疗肾病，不能动不动就用利水药。可惜笔者见到很多中医治疗肾病，还是起手就以玉米须、泽泻、茯苓、猪苓、木通等药为主，不论有没有见到水肿，都去利水，这是治疗肾病的大忌。

要知道，利尿之法是一种攻邪之法，药性越猛，耗伤元气的副作用就越大。从

水肿的治疗，不能见水利水，一定要考虑全身的整体性问题。

有其他病邪和水肿并见，一定要分消治疗，单纯攻水反会伤元气而使病情加重。

《伤寒杂病论》中可以看出，单纯攻病的处方并不多，麻黄汤是半补半攻（炙甘草和桂枝的使用在于扶阳）、桂枝汤则是一个补益之方；利水方面的苓桂剂，方方重用白术，这也是补；真武汤，也是攻补相兼；只有承气汤才是纯攻。但从临床应用上来看，也是病急之时的应急而已，不是治疗慢性病的常规之法。所以对于水肿，也不是见水肿就用利尿，而是要综合考虑水肿的形成原因。比如水肿的病因有气虚、阳虚、血瘀、气滞、食滞、外感等因素，如果患者是因为受外寒伤阳而发生的水肿，治疗不去温阳，反去攻水，只会使阳气更伤，水肿更严重。如果是一位肾病患者，哪怕是急性肾炎引起的水肿，也不能过用利水药去攻水，而是要细揣病机，对病邪进行分消。

2017年正月，笔者被3位癌症患者弄得很累，主要在于近来开春，气温高低难定，时晴时雨，如白天晴朗，气温高达28℃，但地面很湿，黄昏时分开始下雨，第2天会降温十几度并且下雨。一个元气亏虚的患者，处于这样的气候环境中是非常不利的。因为笔者不能每天都陪在患者身边，及时地处理一些问题。肾水肿的患者，病情会随着外界气候的变化而有所变化。如同是一个阳虚水肿的慢性肾炎患者，冬天下雨天气阴冷，治疗当以温阳化湿为主；近日天气转温，气温逐渐升高，由冬天的寒湿已向湿热转变，治疗上就当要考虑以清化为上，但清化要以不伤阳气为原则。

中医上讲，水就是气，气就是水。因为体内的水湿得有足够的气来推动运行，有足够的阳气来温煦，这才能使体内的水湿正常气化而顺利地排出体外。所以治疗肾病水肿，一定要对患者的舌脉进行仔细的诊断，切不能过于利水伤阳气。

水浊之邪，黏滞沉着，会直接影响气血的运行，所以见肾病水肿的治疗，不能单纯地攻水，而要考虑到三焦的通畅，使水畅行不滞，才能更好地通利。

解读肾病症状

所以治疗肾病水肿，得注意以下几个问题。

一是切不能纯攻水，以免伤正不利身体，如果患者心急，想数剂而愈病，这是不可取之法。得以助气化、通三焦为根本，哪怕急性肾炎的水肿，也不能单纯攻水，就算是水肿很严重了，猛攻一下，病势稍见缓和，就要用攻补兼施的治疗方法。

二是要分消，因为水湿之邪不是单纯的水湿，水湿闭阻会直接影响气血的畅行，所以治疗水肿一定要考虑到多种病邪相结合的综合性问题。有时笔者会在处方中应用石菖蒲，就是为了宣畅气机。

三是无明显的水肿，千万不能用利水药。笔者用利水药的指征是见舌胖、舌上有水滴样的情况，脉弦劲有力。如果不见上述情况，则用金钱草、垂盆草、小蓟、益母草这些有一定利水效果的药来治疗，另外以藿香、紫苏叶等芳透之药来宣通气机。

四是一定要重视脾胃的运化功能，脾胃为气机升降的枢纽，所以治疗水肿一定要保证中焦气机的通畅。如果患者见胃脘痞胀，更要重用运中之药。

◆ 肾囊肿

肾囊肿是肾病的一个常见病症。肾囊肿就是指肾里有一包水。但这包水会直接压迫肾脏，这样就会直接影响肾的过滤功能。如果只是一个囊肿，并且还很小，对肾的过滤功能影响并不大，但是囊肿过大或有很多个囊肿（医学上称为多囊肾），这样对肾的其他部位压迫就很大，就会直接影响肾的过滤功能。另外囊肿的压迫，还会使肾的血流受阻，时间长了肾脏没有足够的营养就会萎缩，于是就造成了多囊肾和肾萎缩，体内大量的有毒物质不能及时过滤外排，就会形成尿毒症。

要知治病之要，在于病势轻时的及时治疗。因为病势轻时，人的正气还足，治疗起来也易。如果等到病势重了，人的元气也虚了，治疗起来就难。因为攻病必损元气。

对于肾囊肿的治疗，重点在于化湿，但囊肿外面有一层膜，单纯的化湿效果往

囊肿，通俗来说就是一包水。肾中有一个包，包中有水，这就是肾囊肿。囊肿过大或过多，会直接影响肾的过滤性，会引发其他病邪。

解读肾病症状

往不理想，要用辛香开窍、攻坚散结的药一起来结合治疗才能好，比如石菖蒲、皂角刺等药，是很理想的选择。

◆ 肾萎缩

肾藏精，肾精不足则肾无养分以涵养；气血郁滞不畅，能量不能供应，肾脏亦无能量涵养。所以对于肾萎缩的治疗，在于固肾养精和活血化瘀。养精活血是治疗肾萎缩的主要思路。

但肾萎缩的治疗，也不是单纯这样治就都能治好的，如果患者的肾萎缩了1/3以上，养精活血的治疗，效果是不明显的。中医治疗肾萎缩在于早期，而不是严重萎缩后才来治疗。

对于养精药，不是说用熟地、黄精就谓为养精，还要考虑到药物的消化吸收问题，所以养精一定要考虑到脾胃的运化功能。另外，精气是生命的基础物质，分为阴和阳两个方面，过用阴药则阳气受损；过用阳药则阴精受损，这些都不利于肾精

医道传真·壹

临证杂谈

萎缩就是比原来小了。肾萎缩就是肾脏比原来小了，会造成肾的过滤功能下降。

的涵养。另外，精气不足之人，气血多不畅，所以补养的同时一定要理气活血。所以对于养精，在阴阳并养的同时要健运脾胃、理气活血，使补充到体内的能量活起来，这才是真正的补养。笔者治疗肾病，常会用到水蛭、地龙、白僵蚕等药，其目的是为了使血脉通畅。有人认为治疗尿蛋白不能用活血化瘀药，不知肾脏受损后才会有尿蛋白，如果肾脏得到修复，尿蛋白自然消失。

◆ 肾性高血压

这个问题很复杂，因为人是一个情感动物，有其社会属性。但总体上来看，肾性高血压在于虚阳上浮和邪浊内扰为患。有些形体干瘦、舌瘦、脉弱的患者，血压很高，这是下元亏虚无力制约相火为患，治疗得养而潜阳；有些患者见形体胖，浊邪很明显，治疗在于运化湿浊之邪；有些患者见脸色黧暗，肌肤甲错，这是瘀血内阻，治疗在于化瘀潜阳。对于潜阳之法有

肾性高血压多伴有水肿，水肿越明显则血压越高，治疗上以治水邪为主。

解读肾病症状

很多，笔者总结出来有化瘀潜阳、解郁潜阳、固精潜阳、运中潜阳、重镇潜阳、收涩潜阳等，笔者会有专篇论述。总之治疗肾性高血压在于潜阳。

◆ 肾性贫血

肾性贫血，一定要攻瘀。贫血要补，但旧血不去，新血不生，这和治疗妇科的瘀血崩漏病一样，纯补血则血反补不进，攻瘀则使旧血去而新血得生。《伤寒杂病论》治疗虚劳用虫类药和活血药攻瘀，也是使旧血去而新血生。

> 肾性贫血实际上就是中医的虚劳。

肾病养护

治病难，保养更难。不正确的保养，会加重病情或使病情恶化，严重的会直接危及生命。记得2009年金华施某患狼疮肾，经笔者大半年的治疗基本康复，笔者嘱患者冬天来文荣医院配调补膏方，患者因工作繁忙未再联系。但过了近1年时间，患者的哥哥带着患者又急来求治。原来患者听人说土蜂蜜滋补，于是患者在这1年里吃了近十几斤土蜂蜜，又吃了很多保健品。此患是肾精亏虚，阴阳俱亏，到了冬天无阳抗寒，加上又吃滋腻的土蜂蜜，于是体内的水湿马上郁阻，从而见水气凌心的危重证。2017年冬天，笔者诊治一胃癌肝转移患者，患者胃脘痞胀，吃不下，大便排不出，病情危急。治疗数天，患者觉得一

治病一定要治养结合，医生在治病过程中能做到的最多50%，另外的50%在于患者的自我保养。

肾病患者的饮食以性味平和，易消化为主要原则，助湿生痰不易消化的食物不要吃。并且要吃得淡些，不能太咸。

切安好，于是去买了很多红枣来吃，于是病情马上反复，又前来治疗。

上述的情况在日常生活中时常听到，只是吃一些很普通的食物，对身体就产生了巨大的影响。民以食为天，一日三餐要吃，人才能有足够的能量去供应机体活动，俗话说"人是铁，饭是钢，一餐不吃饿得慌。"这话是有道理的。肾病是虚证，饮食上千万不能饿，这样会加重病情，使肾病更难治。

另外肾病患者在饮食的选择上有很多讲究，要吃到最合适的食物，这关系到每位患者的个体差异。中医上讲药食同源，是药都有偏，因为治病就是以药之偏纠正疾病之偏。但同时也要知道"每食都有偏"，药和食物的区别在于治疗效果的差异和偏性的大小而已。所以不同疾病选择不同的食物，这是一个很关键的问题。肾病必有湿，不论是急性肾病还是慢性肾病，哪怕不见明显的水肿，也有湿邪的存在。所以对于肾病患者来说，粽子、年糕、煮鸡蛋、红枣、阿胶、蜂蜜等滋腻的食物最好不要吃，因为这些食物易生湿邪，不利脾胃的运化。是炎必有热，哪怕是以阳虚为主要见证的慢性肾炎患者，必定会有湿热的存在，所以对于油炸、烧烤、油煎等湿热重的食物也不要吃。性寒的食物，比如西瓜、梨子、苦瓜等，会伤阳气，肾病患者，如果以阳虚为主要见证，最好不要吃。如果是见阴虚的患者，也不要多吃寒凉食物，因为患者阴虚还并存着肾脏局部的湿热病邪，吃寒凉的食物虽说可以去火，但一样会伤阳，阳气一伤则无力气化，使湿邪更严重。所以对于肾病患者的饮食原则是以易消化、性平和、新鲜为原则。

生命在于运动，这话没错。但对于体虚之人，长寿在于静养。肾病是虚损性疾病，运动一定要适度，千万不能太过。肾病严重到尿毒症的患者，一般都很少去运动，因为患者多见心力衰竭，不宜过量运动。但有些患者病情不是太严重，误听某些养生理论，认为运动有利健康，于是会过量地运动，这样反使人的能量过度消耗，不利于疾病的康

运动是一门大学问，运动适宜则养生，不得法则生病。总原则为"劳而不累"。

肾病养护

复。肾病患者对运动方面一定要注意，不能太过，不要去用力搬重物。

肾病患者的运动原则以不感劳累为宜，感觉到人累了，这就是太过了。另外运动后得马上找个避风的地方把衣服换掉，防止遇风而受寒。肾病患者，受外感风寒，弄不好是致命的，特别是阳虚湿阻的肾病患者，往往会因为一个感冒把患者打到谷底。

情绪是健康的大敌，不良的情绪刺激，会直接影响人的健康。对于患者来说，心急、忧郁、恐惧是主要的情绪。谁生病了都想马上就治愈，心急则易怒，所以患者大多脾气不好；忧郁是悲和思的情绪混合；患者生病了都会去网络上查找答案，看到自己疾病的可愈性很小，面对死亡都会有恐惧心。这是每一个民间医生都要面临的问题，只有技术过硬，才能治好患者的病，特别在治疗前要给患者信心。

一个慢性肾炎患者，忧郁是悲、思的混合情绪，悲则气耗、思则气结；心急易怒则气机上逆；恐则气泄，直接伤肾中元气。所

慢性肾病是虚劳病，情绪不能过激，总要使情绪平和为宜。

以对于肾病患者，家属要尽可能地给一个稳定和平的环境，医生要给患者信心。

对于成年肾病患者来说，性生活对健康来说是个很严肃的问题，因为很多疾病都是因为性生活的问题引起的。性生活不能缺，但也不能过。如果缺失性生活，对身体也是不利的。清代罗美的《古今名医汇粹》中写到了尼姑和室女的疾病问题。说到成年人如果长时间没有性生活，会引发很多疾病。但对于肾病患者来说，主要看患者的体力，因为每个人的体质和病情不一样，但一定要以不累为原则，能免则免。

时下是一个网络社会，网络上关于养生的方法比比皆是，如打坐、站桩、参禅、练功、辟谷、拍打经络、吃某种特效食物等。但百姓对于健康方面的知识尚不充足，很多人盲目地跟风，这种盲从的行为，是很多疾病发生的缘由。要知人是有个体差异的，乱养、瞎养不如不养。所以患者想要做好配合疾病的保健养生，应去咨询专业的医学专家，千万不要盲目跟风。

肾病养护

慢性病者身体元气一定亏虚，千万不可熬夜。

病案拾遗

　　治病是很严肃的事，特别是一些慢性病，不是一下就能治好的，得有一个较长的时间过程，少于联系的患者，所开的处方也相对的较和纯，兼顾的面也较广。平时接诊的患者，因为联系得较紧密，对患者的情况也了解得较详细，所以治疗上也就和大家网络上看到的处方大不一样。

　　病案 1 某女，60 岁，肩周炎。舌淡暗，舌体偏胖，脉细涩。六十甲子已到的妇女，治疗得养而疏通，用药不得过燥，何况去冬过暖精气不藏。

处　方

炒白芍　　生黄芪　　威灵仙

狗　脊　　鸡血藤　　厚　朴

病案2　某女，30岁，湿阻体困。近日浙江下雨，患者体胖多湿，见四肢困重无力，气短，舌苔厚腻，舌尖边偏红。雨天湿邪，治以芳透醒脾，补气调血。

处　方

生黄芪　　黄　芩　　紫苏叶

藿　香　　厚　朴　　当　归

病案3　某男，45岁，腰痛不能起、痔疮出血。舌淡苔厚，脉沉浊，此为湿阻气机，升不得太过，应用清肺药以制约。

处　方

狗　脊　　威灵仙　　黄　芩

枳　壳　　当　归　　黄　芪

紫苏叶

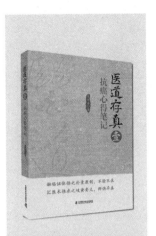

医道存真·壹
　　——抗癌心得笔记

作者：吴南京

定价：29.50元

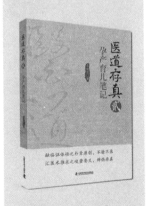

医道存真·贰
　　——孕产育儿笔记

作者：吴南京

定价：29.50元

病案拾遗

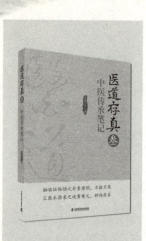

医道存真·叁
——中医传承笔记
作者：吴南京
定价：29.50 元

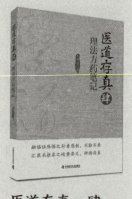

医道存真·肆
——理法方药笔记
作者：吴南京
定价：29.50 元

病案 4 某女，6 个月，脸上湿疹。小儿五脏全而元气未充，冬天过暖不利藏精，湿邪是有形之邪，亦能载气，所以冬天用些芦荟膏外用。开春后调转脾胃，使湿去而痒止。

处 方

参苓健脾胃颗粒

病案 5 某男，47 岁，正月饮酒胃出血。酒性大热，过量饮酒则使胃火结而伤络出血。治疗切勿止血，而是清泄火结。

处 方

生大黄研粉，泡水喝，连药粉一起喝掉。

病案 6 某男，55 岁，正月里饮食太过失眠。见心烦易怒，神疲无力，胃痞胀,大便黏滞,舌红苔厚腻,脉弦浊偏弱。过食伤脾胃,食积化热扰乱心神以至不眠,治疗之要在于运中化积。

处 方

党参　　黄芪　　厚朴

藿香　　黄芩　　益母草

焦三仙

病案7　某男,35岁,便秘。形体偏胖,素体阳虚,2017年2月中旬浙江下雨大降温,因食水果而便秘,不想吃药治疗。舌淡苔水样滑,脉沉涩。天寒食水果而内生寒积,气机不得疏运而便秘。白酒燥热辛散寒邪。

处 方

白酒。晚上喝到微醺后睡觉,次晨大便得通。

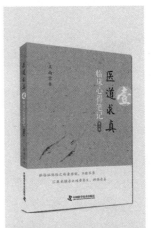

医道求真·壹
——临床心得笔记

作者:吴南京

定价:29.50元

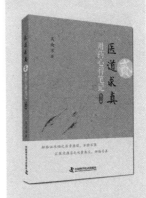

医道求真·贰
——用药心得笔记

作者:吴南京

定价:29.50元

病案拾遗

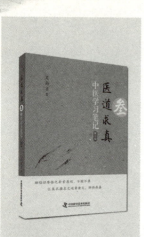

医道求真·叁
——中医学习笔记
作者：吴南京
定价：29.50 元

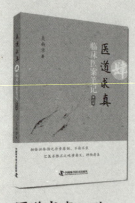

医道求真·肆
——临床医案笔记
作者：吴南京
定价：29.50 元

病案 8 某男，外出受寒，舌淡苔白，身体疼痛，恶寒无汗，脉沉紧。

处 方

土酿糯米酒，鸡蛋，生姜丝。先把生姜丝放于酒中煮开 3～5 分钟，再加鸡蛋，酒和鸡蛋一并服用。微汗出而解。伤寒脉当浮，而今见沉脉，为内不足。鸡蛋、糯米酒以润养内元，生姜散外和中以调运气机。

病案 9 某男，因前些时间选代表劳神吵架，见胸闷胃痞不眠，头晕涨，大便黏滞。脉弦涩浊而无力，舌红尖偏红苔薄白而腻。

处 方

紫苏叶　厚 朴　郁 金
黄 芩　党 参　石菖蒲
焦三仙

另外，嘱患者自己按摩内关、足三里、风池穴。

郁而化热，手指按摩代针，配合运中导气之药疏通气血，气血通畅，升降得宜是以上浮之气得以归元。

病案 10 某男，75 岁，老伴去世 3 年，房颤。素有心脏病，过年思亲，加之饮食上油气太过，见心慌、心悸、胸闷、胃胀、便秘。脉弦硬，右关弹指，两尺无力。

处 方

丹 参　郁 金　石菖蒲
党 参　厚 朴
半 夏　焦三仙

另外，按摩内关、足三里、三阴交穴。

病案 11 某女，40 岁，教师。开学后半月见神疲气短，四肢无力，心烦失眠。此为过言伤气，治以甘补酸敛。

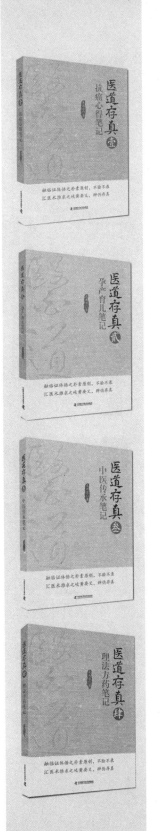

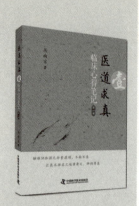
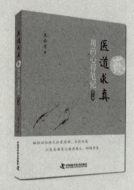
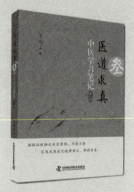
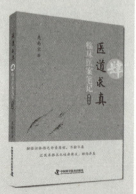

处 方

炒白芍　　当 归　　党 参

黄 芪　　枸杞子　　厚 朴

焦三仙　　黄 芩

病案 12　某男，70岁，开春后洗澡见全身痒不止，以为过敏，吃西药没效果。脉弦大无力。此为2016年冬天过暖不藏精，加之过年饮食不节，开春后气机上浮太过为患，治以调转中气。

处 方

厚 朴　　焦三仙　　党 参

黄 芪　　黄 芩　　益母草

菟丝子

另外，按摩足三里、太溪。